看護師・コメディカルのための

医療心理学入門

野口 普子
編著

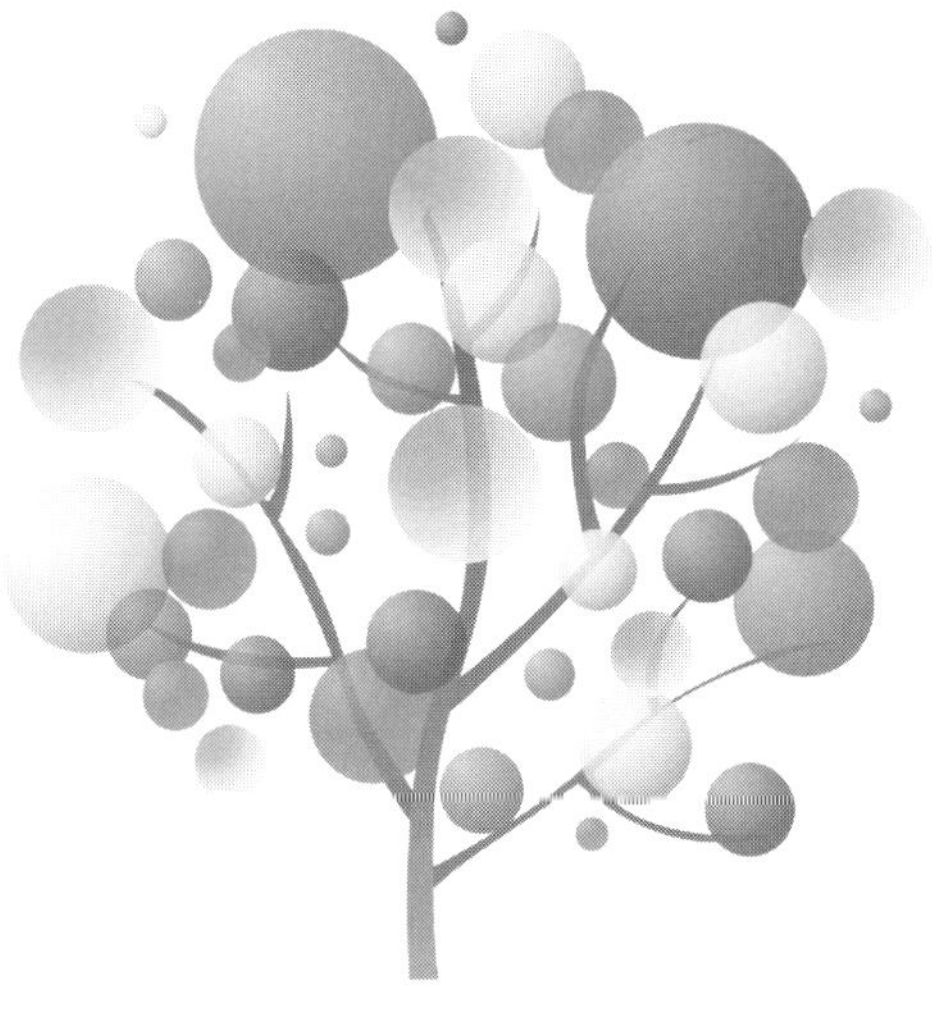

Ψ
金剛出版

はじめに

　現代において、こころの問題は多くの場面で取り上げられています。職場、学校、家庭といったシチュエーションごとに語られることもありますし、自然災害や事件・事故といった出来事に関連してクローズアップされることもあります。そして、こうしたこころの問題に対して適切に対処してほしいというニーズが高まっています。また、読者の多くの方が関わる医療現場もこころの問題に遭遇することが多いと思います。それは、病気が引き起こす患者自身の問題として扱われる場合もありますし、患者のみならずその家族も含めた問題として話題になることもあるでしょう。一方で、人の死というストレスフルな出来事に日常的に関わる医療者自身の問題として扱われることもあります。このように、医療現場においても、程度の差はありますがこころの問題は常に存在しています。

　医療領域の専門職の方たちは、ご自身の領域については熱心に勉強され、現場で多くの経験を積まれていると思います。では、日常的に遭遇するこころの問題の扱いについてはどうでしょうか？

　こころの問題というと精神医学や臨床心理学の専門家によって扱われるというイメージが強いかもしれませんが、実際には、医療現場でのこころの問題の多くは看護師をはじめとしたコメディカルの方々によって扱われています。患者・家族の不安や心配に耳を傾け、真摯に向き合うことで彼らを支えてくれています。また、これらに対処する場合、たくさんの患者・家族との出会いの中で自分なりの経験則を確立し、それを活用している方が大勢いらっしゃるとおもいます。しかし、これまで経験したことのない問題に遭遇する場合、特に経験の浅い方はこれらの対応に迷うことが多いのも事実です。そして、なんとなく正しいと思う方法を選択しながら対処しているときは、自信がもてないものです。さらに、自分自身の発言や態度が本当に正しかったのか、どうすればよかったのかとたくさんの迷いが生じていても、いつの間にか日常の忙しさにその迷いも流されているということもたくさん経験されていると思います。こころの問題に直面するたびごとに迷いは生じるわけですが、例えば、暗闇の中で全てが手探りの状態と、同じ暗闇でも懐中電灯で照らしながら手元に地図を持っている状態ではどちらがよいでしょうか。こころの問題を扱う場合も後者の方がメリットは大きいでしょう。そこで、みなさんに最初にお渡しできる懐中電灯や地図になるものはないかと考えました。

本書でお伝えすることは、これまで心理学で培われてきた知見やノウハウになります。本書は入門書ですので、はじめて心理学に触れる方も多いと考え、心理学に関連することをできるだけわかりやすく解説するように努めました。また、具体的にイメージできるように、看護師やコメディカルの方が比較的日常場面で扱うテーマを選んでいます。基本となる知識や考え方を身につけることで、こころの問題に少しでも光が照らされることを期待しています。したがって、こころの問題を抱えている人は成人を想定していますし、重症度でいえば軽度から中程度としています。小児や思春期、高齢者といった年代層や精神科医療機関に通う必要があるような重症な方については それぞれの専門書を参考にしてください。

執筆にあたり、医療の領域で活躍される方たちが心理学に興味をもち今後の学びにつながること、そして実際に、臨床場面でこころの問題を扱うことへの迷いや負担が少しでも減ること、さらには、本書を手にしてくれた方々の医療に対する熱い思いと努力による恩恵が患者・家族にもたらされることを祈っております。

執筆者を代表して　野口　普子

※文献は第1部、第2部、第3部の巻末にそれぞれ掲載しております。

目　次

看護師・コメディカルのための医療心理学入門

第1部　医療の現場で出会うこころの諸問題

Ⅰ　「こころ」と「身体」の関係

1　はじめに

医療心理学とは、医療の現場における臨床心理学の理論に基づく実践の知といえよう。したがって、これまで臨床心理学の領域で蓄積されてきた知見を、医療の領域で応用しその展開が期待される。臨床心理学の実践は、専門家のみが患者に提供する高度なケアというイメージがあるかもしれないが、実際には日常臨床で手軽に実践できるものも多い。本書では、日々の臨床現場で役に立つ基礎知識を説明していくことにする。

2　医療の現場を考える

我が国では厚生労働省が、二〇一三年度より地域医療の基本方針となる医療計画に盛り込むべき疾病として、従来指定してきたがん、脳卒中、急性心筋梗塞、糖尿病の四大疾病に、新たに精神疾患を加えて「五大疾病」とする方針を決めた。これらの背景としては、職場でのうつ病や高齢化に伴う認知症の患者数が年々増加し、国民に広く関わる疾患として重点的な対策が必要となったことが挙げられる。また、こうした政策に伴い、精神疾患や精神健康への国民の注目は以前より高まってきている。

五大疾病と併記すると、精神疾患は独立して発症する疾患のように感じられるかもしれない。しかし、患者の中にはまず身体的な不調に気づいて病院を受診し、その後にこころの不調を自覚する場合がある。例えば、心筋梗塞後にうつ病の併発に気づくことなどである。身体症状の重症度が高かったり症状が長期化すると、それに伴いこころに不調が生じるのはよくある。逆に、長期に渡るこころの不調も、身体への不調を引き起こす。つまり、こころと身体は相互に関連しているのである。しかし、こころの不調と言ってもその意味合いは実に幅広く、日常的に感じる気分的な違和感から、精神疾患の診断基準を満たし、入院を要するものまでを含む。看護師を始めとするコメディカルの日常の臨床では、精神疾患の診断は満たさないが、日常生活への支障を認めるものが多いかもしれない。また、患者のみならず医療者もこころの不調を経験する。本書においては、中程度のこころの不調に焦点を当て、話を進めていくことにする。精神疾患と診断される重症度の高い者への介入は、より専門的な知識が必要となる。専門的な介入を要する場合には、精神科医師や臨床心理士等の専門家と連携しケアに取り組んでいただきたい。

3　病気とこころの不調について

身体疾患の治療過程では、闘病に伴う心理的な苦痛や負担を抱えることで、こころの不調を併発することがある。心理社会的なストレスは、身体疾患の発症とその予後に悪影響を及ぼすことがこれまでに報告されている。

こころと身体は相互に関連しているので、どんな身体疾患にもこころの不調は密接している。これまでの調査研究には、身体疾患とうつ病との関連を指摘するものが多く存在する。本稿では五大疾病のうち、心疾患および糖尿病を題材にして話を進める。また、救急医療に関連する交通事故についても取り上げる。がんについては、第2部-Ⅱを参照されたい。

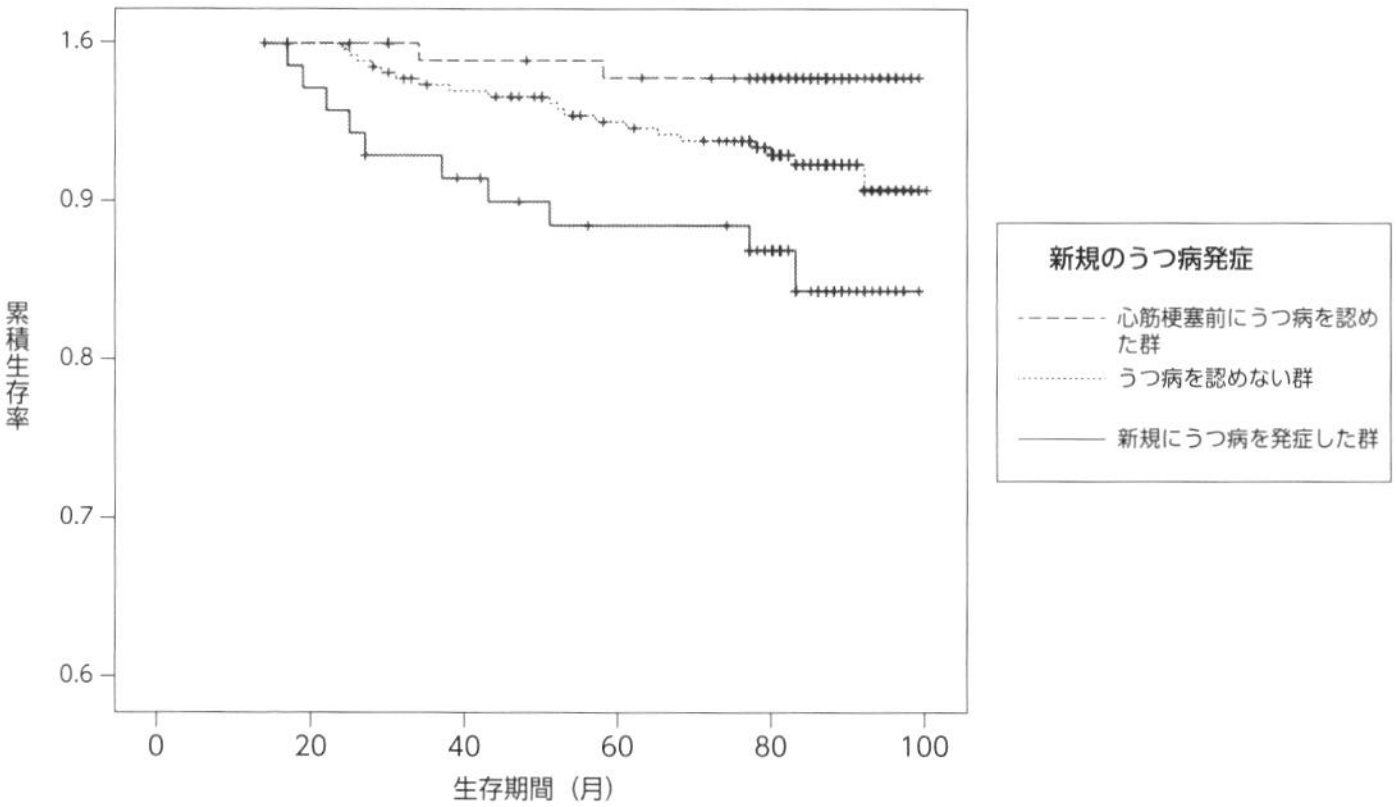

図 1-1　新規にうつ病を発症した群、心筋梗塞の前にうつ病を認めた群、うつ病を認めない群の生存曲線（Dickens et al., 2008）

4　心疾患

わが国における虚血性心疾患の発症率および死亡率は、諸外国と比較すると低いと疫学調査では報告されている。しかし、近年では糖尿病や脂質異常症、肥満の増加に伴い、その発症率は上昇している。

欧米の研究では、一九九〇年代より心血管疾患への罹患はうつ病の有病率を上昇させることがメタ解析[＊1]によって報告された[1]。例えば、冠動脈疾患を発症した患者におけるうつ病の有病率は18~26%と報告されており[2]、およそ五人に一人の割合でうつ病を発症することになる。冠動脈疾患のうち、心筋梗塞を発症した後に新たにうつ病を併発した患者は、うつ病を合併していない患者に比べて、心筋梗塞後の生存率が悪化し、さらに生命予後も短くなることが示された[3]（図1-1）。また、不安定狭心症[4]や心不全[5]においてもうつ病を合併した場合には生命予後が短くなることが報告されている。循環器疾患とうつ病の関連についてまとめた調査報告では、心臓病疾患はうつ病を合併しやす

＊1　過去に独立して行われた複数の臨床研究のデータを収集し、統計的方法を用いて解析した系統的総説。

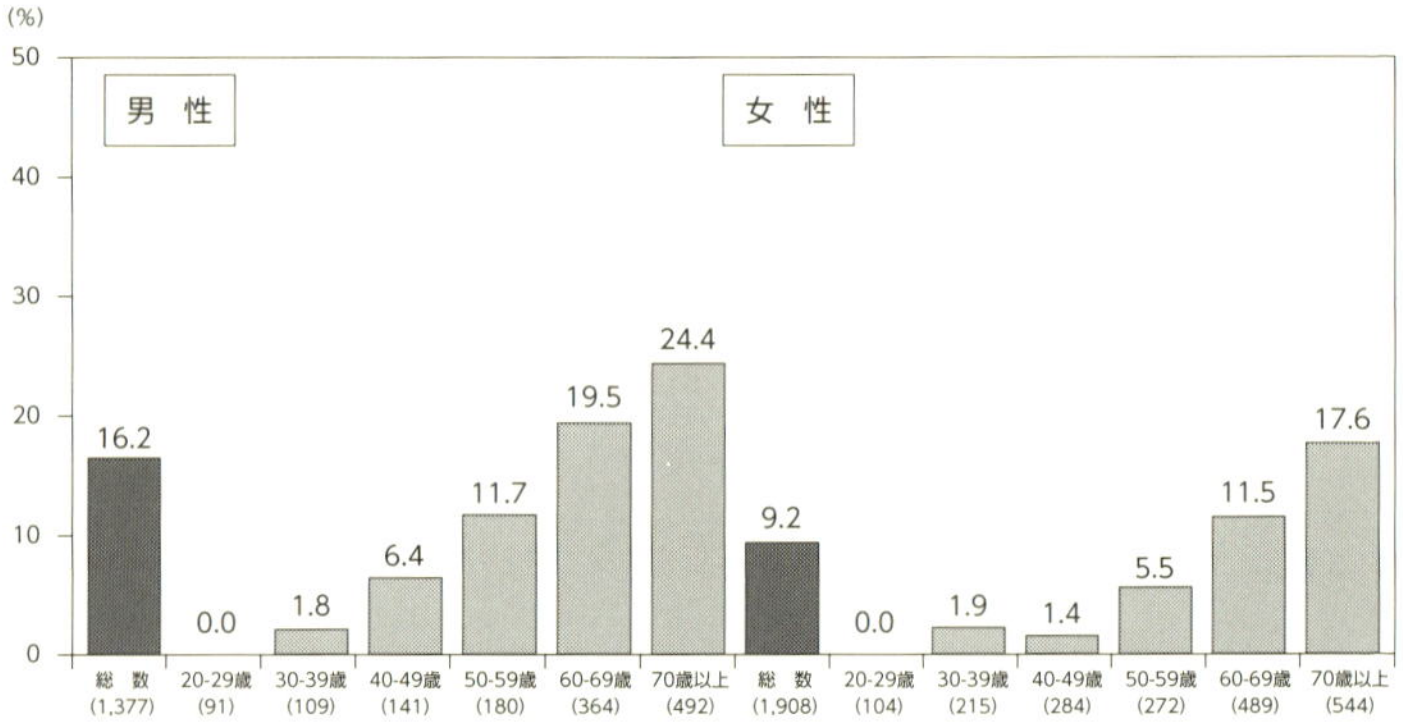

図 1-2 「糖尿病が強く疑われる者」の割合（20 歳以上、性・年齢階級別）（平成 25 年「国民健康・栄養調査」）

いこと、うつ病を合併した場合に冠動脈疾患の予後が悪化すること、精神疾患を合併している患者では、冠動脈疾患を合併する頻度が高いことが報告された(6)。

5 糖尿病

厚生労働省の二〇一三年の国民健康・栄養調査の結果によると、糖尿病有病者（糖尿病が強く疑われる者）の割合は、男性16・2％、女性9.2％であり、五〇歳以降に割合が増えることが示されている（図1-2）。四〇歳以上の国民の三人に一人が糖尿病となり、今後さらに増加することが予想されている。

糖尿病におけるうつの併存率は高いことが知られている。糖尿病とうつ病の併発について調べた三九の研究のメタ解析によると、糖尿病患者のうち、うつ病の併存を認める者は11・4％、うつ病の併存が疑われる者は31・0％であった(7)。つまり、糖尿病患者のおよそ三人に一人がこころの不調を感じていることになる。糖尿病治療では合併の予防が重要である。合併症の中でも、性機能障害、糖尿病神経障害、糖尿病腎症、大血管障害、糖尿病網膜症の順で併存率が高く、うつ病との関連が強いと示されている(8)。うつ病の併存はさまざまなネガティブな影響をもたらす。例えば、うつ病が併発することで、医療費が4.5倍に増加すること[9]、糖尿病治療のセルフケア（例えば、運動療法や食事療法）への治療遵守率が低下し、血糖コントロールが悪化すること[10]、生活の質が悪化すること[11]、死亡率が1.6倍上がることなどが明らかになっている[12]。

一方で、うつ病を併発した糖尿病の予後については、五年間の経過観察では、約八割でうつ病が再発し、経過観察期間に平均四回のうつ病エピソードが生じていた[13]。また、糖尿病による死亡のリスクを高めることも多くの研究によって示されている。

6　若年者に対する身体疾患とうつ病への対応

心疾患や糖尿病は成人病との関連が深いため、中高年を好発期とした疾患として位置づけられている。一方、うつ病や気分障害を呈する一〇代の青年は、高血圧や脂質異常、二型糖尿病、動脈硬化などの心血管疾患のリスク因子が多いことも、これまでの研究で明らかになっている。

二〇一五年八月には米国心臓病協会が、うつ病または双極性障害を有する一〇代に対する心血管疾患の早期モニタリングの実施を促す学会声明を公表しており、身体疾患とうつ病については幅広い年代で、注目を集めている。

7　身体外傷

これまで、病気が引き起こすこころの問題を見てきたが、事故やけがもたらす影響についても概観していく。

交通事故による死者数は、平成二一年以降四〇〇〇人台となっているが、負傷者数は平成26年のデータで見る

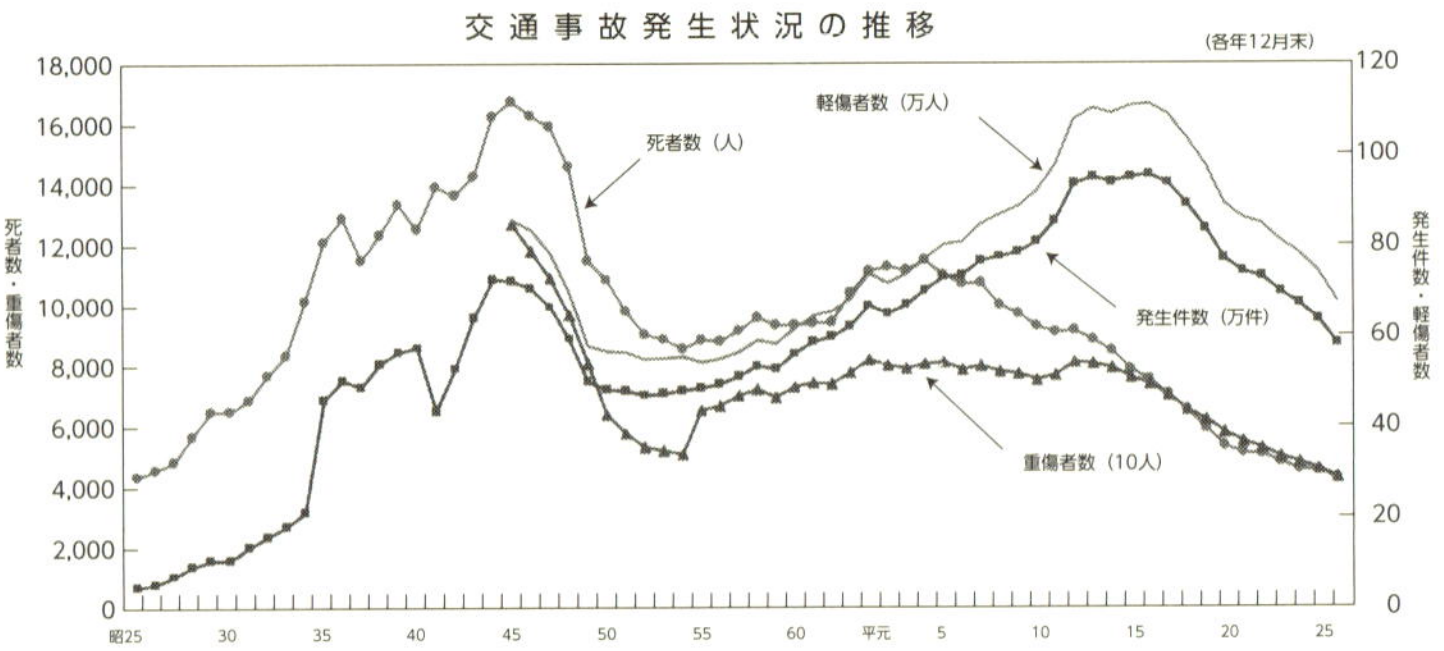

注1　昭和34年までは，軽微な被害事故（8日未満の負傷，2万円以下の物的損害）は含まない。
　2　昭和40年までの件数は，物損事故を含む。
　3　昭和46年までは，沖縄県を含まない。

図 1-3　交通事故発生状況（警察庁）

と、七〇万人を超えている（図1-3）。毎年がんと診断される人と、同等の人数が交通事故に遭っていることになる。

交通事故に代表されるような身体外傷の精神的な影響については、事故後一二カ月時点で研究参加者のうち31％になんらかの精神疾患が認められた。そのうちの22％はこれまでに精神科既往歴はなく、身体外傷後に精神疾患が認められた。身体外傷後に新たに発症した精神疾患はうつ病が（9％）、全般性不安障害（9％）、心的外傷後ストレス障害（PTSD）（6％）、広場恐怖（6％）であった[14]。

日本でも同様の報告がある。Matsuoka ら[15]は救命救急センターに運ばれた交通外傷患者一〇〇例を対象に解析を行ったが、事故後一カ月時点では31％の患者がDSM-Ⅳの I 軸精神疾患の診断基準を満たしていた。そのうち、大うつ病が16％、PTSDが8％であった。また、Hamanaka ら[16]は、交通外傷患者一〇〇人を追跡調査したところ、70％が何らかの急性ストレス症状を呈し、事故後一カ月以内に急性ストレス障害（ASD）の診断基準を全て満たす者は9％、部分的に満たす者は10％だった。さらに六カ月後に精神科診断面接マニュアル（S

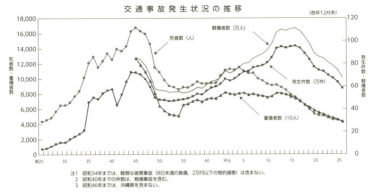

CID）[*2]による電話調査では、PTSDは8.5％、部分的にPTSD診断を満たす者は12・2％であった。また、別の研究では、頭部外傷や脊髄損傷にもうつ病の併存することが報告されている。[17]

8　身体疾患とうつ病を合併することの問題

これまでの先行研究は、身体疾患とうつ病が合併することの問題も指摘している。例えば、身体疾患にうつ病が併存すると、喫煙率やアルコール摂取量が上昇しやすい。また、気分の落ち込みによる過食や拒食などの摂食行動が乱れやすく、健康的な食習慣が阻害される。また、活動が減少することで、運動能力にも影響を及ぼすことになる。加えて、服薬アドヒアランスの問題もある。うつ病患者の服薬アドヒアランスは、そうでない場合と比べて三分の一と言われており、[18]治療遵守が困難化しやすい。うつ病の併存は、身体疾患の治療過程に悪影響を及ぼすため、早期発見および治療が重要となる。

9　おわりに

こころと身体は互いに関連しあっており、医療現場の患者はこころの不調を経験している可能性がある。こころの不調は、身体疾患の治療過程に悪循環を生み出し、治療への取り組みを困難化する。したがって、患者のこころの不調の早期発見し、適切なケアを行うことが治療上重要となる。

＊2　米国精神医学会が発行している精神障害の診断と統計マニュアル第4版（DSM-Ⅳ）の1軸にあたる精神障害を診断するための構造化された面接

Ⅱ　こころの不調を紐解くための基礎知識

1　はじめに

こころの不調と身体的な不調を同時に取り扱うとき、その様相は複雑である場合が多い。医療者と患者の双方が、これらの関連性をわかりやすく理解する工夫が必要である。本書では、認知行動療法の考え方を参考にこころの不調を解説していくことにする。まず、ここでは認知行動療法の基本的な考え方を概説していく。

2　認知行動療法（CBT）の考え方

医療に浸透している心理療法の一つに認知行動療法（Cognitive Behavioral Therapy：以下ＣＢＴ）が挙げられる。ＣＢＴがここまで良く知られるようになったのは、治療効果が科学的に検証されていることが大きな要因の一つだろう。ＣＢＴは、一定の治療プロトコル（内容）があらかじめ定められていることから、治療方法をある程度共有することが可能である。したがって、治療者の養成も一定の水準を満たす訓練で可能となる。治療で扱う問題は一つないし少数に絞り、一回の面接ごとに話し合うテーマをアジェンダとして定めて進められる。治療では、患者と治療者が病状や治療原理を共有しながら、設定されたゴールに向かうために治療関係を継続していく。患者に対しても治療の方法や内容を開示することから、患者側にも利用しやすいといった利点がある。ＣＢＴは、治療者、患者の双方にとってオープンなスタンスを持った治療法ということができる。

このＣＢＴの基本的な考え方を認知行動モデル（以下、ＣＢＴモデル）という。現在の医療では説明と同意を基盤としたオープンな治療やケアが基本となっているので、患者の心理社会的要素がＣＢＴモデルで共有できる

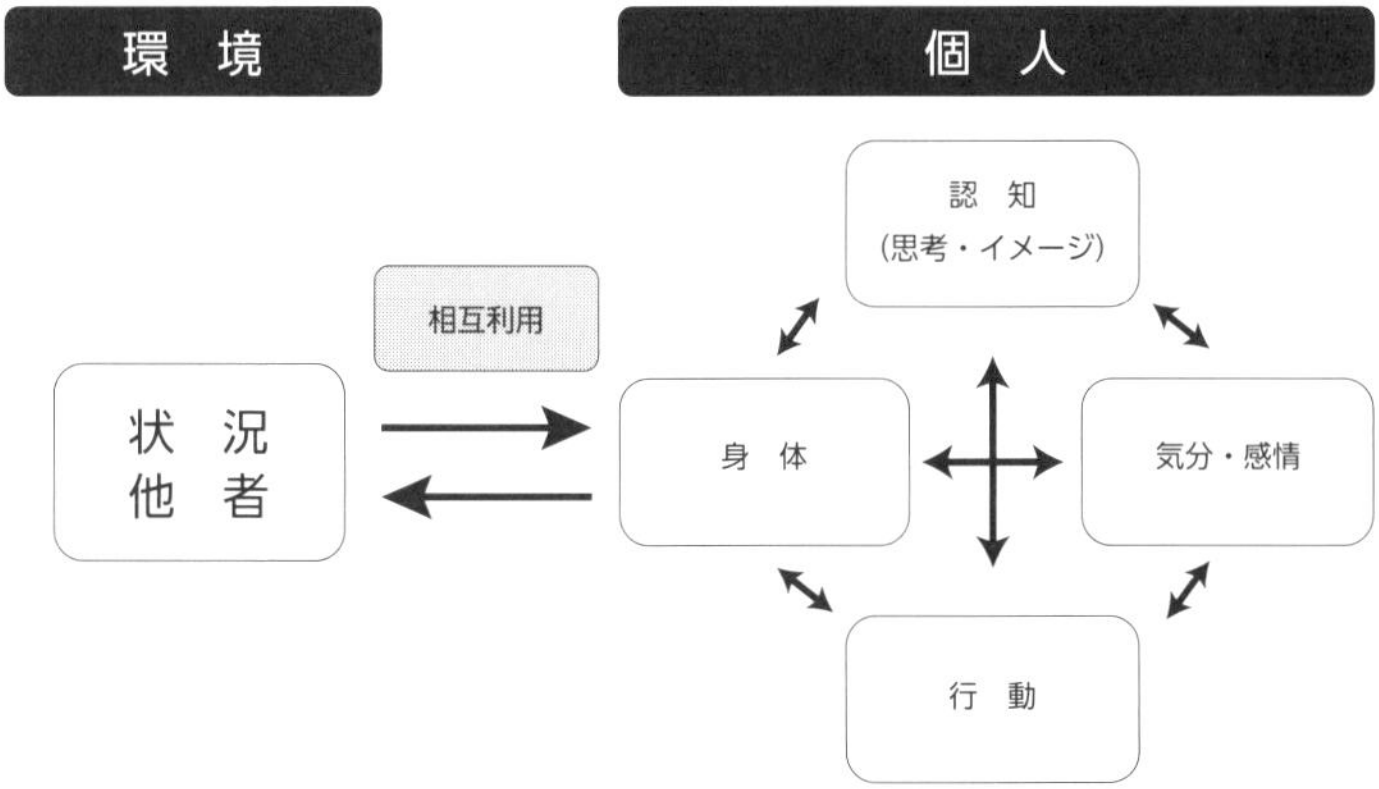

図 1-4　認知行動療法の基本モデル

ことは医療者にとって利用しやすいだろう。

ＣＢＴの考え方では、心的世界を四つの領域に分割して、それぞれの関連性を客観視した上で、変容可能な領域を見出していく。そして治療期間を比較的短期間に定め、その中で達成可能な治療目標を定めて実施される。ベック（Beck）が軽度のうつを対象にこの心理療法を開発してから、現在では不安症、パーソナリティ障害、身体疾患などにも効果が確認されている。本章ではＣＢＴモデルを用いてどのようにこころの不調が形成、維持されているのかを解説する。

ＣＢＴモデルでは世界を現実と心的世界の二つの世界に分けることから始まる。現実とは、誰もが共通認識を持てる環境や世界を意味し、心的世界とは個人的な考えや信念など、他者が見ることができない内的な領域を指す。人の心的世界を、考え、感情、身体、行動の四つの領域に分けると整理がしやすくなる（図1-4）。人は、まず何かに注意を向けると、それをきっかけとして頭の中で何かを考える。これが【考え】である。出来事の解釈、独り言、もう一人の自分との会話とも例えられる。その考えの内容に応じて、感情が喚起される。足を踏まれて、「なんて無礼な人なんだ」と考えれば、怒りという感情が起こる。これが【感情】である。感情についてもう少し説明すると、CBTモデルではネガティブな感情を、「アラーム」として考える。危険や脅威には恐れが生じて警戒心を高めさせる。重要な何かを喪失すると悲しみが起こり、立ち止まって喪失への適応の準備を迫る。このように感情にはいくつかの種類があり、それぞれの感情が異なったメッセージを発している。また、アラームは、生きる上で必要なメッセージであることを気づかせるために不快である必要がある。ネガティブな感情は共通して、身体に不快な感覚をもたらすことになる。動悸、緊張、呼吸苦、熱感、震えなど、そのままにしておけない耐え難さが自律神経の覚醒により引き起こされる。これが【身体】に相当する。アラーム（例えば目覚まし時計や警報機など）が鳴り響くと、人は当然それを消そうとする。不快な感情というアラームを消そうと何らかの行動をすること、それを【行動】と呼ぶ。つまり、自己主張したり、そのきっかけを避けることで、感情の収束を測ろうとする。行動によっては、アラームである不快な感情を弱めたり、反対により強めてしまうことがある。いくら手を尽くして行動してもアラームが停止しなければ、さらなるいらだちや無力感を引き起こす。「いったいいつまでこの問題が続くのか？」「自分には対処できないのではないか？」という考えによって、感情のアラームはより強く反応し、体調にも影響を及ぼす（不眠や食欲の増減など）ことになり、結果的に活動にも影響をもたらす。

CBTモデルを簡素化した図を示したが、臨床に用いる際には、イラストを用いるなどの工夫をするとよい。堀越ら[19]はCBTモデルを「こころの仕組み図」と称して、患者の心的な経験を視覚化するために用いている。

3　おわりに

ここでは、CBTモデルの基本理念ついて概説した。紹介した「こころの仕組み図」のような症状の視覚化（外在化）はＣＢＴの特徴的な技法のひとつである。後の章でも、このＣＢＴモデルは、症状や病態を説明する際にたびたび用いられているので、よく理解した上で後の章を読み進めてほしい。

Ⅲ　うつについて

1　はじめに

日常生活で落ち込んだときに、「うつだわ」「うつっぽい」という言葉をなにげなく言ったり、耳にすることはないだろうか。ところが精神科医療の中で用いられる「うつ病」という言葉は、一時的な気分の落ち込みとは異なる。「うつ」に「病」がつくか否かで区別される点がある。そこで、「うつ」とは具体的に何かを考えていくことにする。

2　うつとは何か

うつには、抑うつ気分、抑うつ状態（抑うつエピソード）、うつ病（大うつ病）に大別されるが、これらの違いを順に見ていくことにする。

抑うつ気分は、気分が沈む、またはふさぎこむ、自尊心の低下、悲観といった憂鬱な気分を言う。抑うつ気分には、健康な人が日常生活の中で体験する程度のものから、悲哀感情、無価値観、過剰なまたは不適切な罪責感、絶望感もしくは無力感、自殺念慮などの重症度の高いものまである。

抑うつ状態（抑うつエピソード）は、ストレスや身体的健康の損失など、さまざまな原因から誘発される。また、うつそのものが身体的な不調をもたらすこともある。つまり、気分や感情など心理的な側面と、倦怠感や睡眠障害など身体的な側面とを併せ持つ。具体的に、身体的な不調としては、不眠や過眠といった睡眠の障害、食欲の増減、落ち着きのなさ、易疲労性などがある。重度になると、自殺を計画し、実行することもある。

うつ病は、抑うつ気分や興味・意欲の低下を含む抑うつ状態がほぼ一日中あり、それが2週間以上持続するというのが一つの目安となる。これらの条件を認めた場合、うつ病と診断される。よく用いられる診断基準は世界保健機関（WHO）が定める疾病及び関連保健問題の国際統計分類[＊3]（International Statist.cal Classification of Disease and Related Health Problems：ICD[20]）やアメリカ精神医学会が定める精神障害の診断と統計マニュアル[＊4]（Diagnostic and Statistical Manual of Mental Disorders：DSM）である。これらの診断基準には多少の差異を認めるので、職場でよく用いられるものを参考にして、詳細についてはそれぞれの診断基準を参考にされたい。

3 CBTモデルでうつを理解する

うつは、ストレスや身体状態などさまざまな事柄が原因になる。つまり、病気の重症度に限らず、現実でおきる家庭や会社、病院といったコミュニティでの人間関係や経済的な問題なども含まれることになる。ここからは、CBTモデルに基づき、四つの心的世界に目をむけて考えることにする。

考え

抑うつ気分については先に述べたが、これは考え方（思考）の影響を受けている。例えば、糖尿病になってしまった時に、「糖尿病と診断されて非常にショックだ。これから日常生活を見直して規則正しい生活を送って悪化させないようにしよう」と考える者もいれば、「糖尿病の診断をされて非常にショックだ。食事も制限されるし、

＊3　二〇一五年現在で第10版（ICD－10）が出版されている。
＊4　二〇一五年現在で第5版（DSM－5）が出版されている。

これから先の人生にいいことなんて起きないんだ」と考える者もいる。この二つの考えでは、病気によって引き起こされる抑うつ気分の程度や持続期間に違いが生じることが想像できるだろう。つまり、ストレスや身体状態に対してどのような考えを持ち、その対処を講じるかで抑うつ気分は大きく異なったものになる。

感情

否定的な考えに影響を受けて感情が生じるが、抑うつ状態にあるものが経験する感情は多様である。うつの背景には、不安、悲しみ、怒りなどが潜んでいることもある。例えば、仕事において失敗した時に、恥ずかしさや無力感を感じるといったように、必ずしも一つの感情だけで気分が落ちこむとは限らない。また、感情には役割があり、生きる上で対処を必要とする局面をアラームとして知らせてくれる。例えば悲しみから抑うつ状態に陥っている場合、何か大切なものを失ったことに大きなストレスを感じていることを知らせてくれている。また、解決されない怒りが抑うつ状態に関係しているのであれば、理不尽な出来事に対処する必要性を教えてくれているのである。うつの治療ではこれらの感情に目を向けていくことも取り組みの一つとなる。

身体

うつに関連する主な身体的な症状としては、エネルギーの低下に起因した食欲低下、便秘、易疲労感、手足の冷え、不眠や性欲の減退などである。

また、うつには脳内の神経伝達物質との関係も示されている。神経伝達物質の中でも、特にうつに関連があるのは セロトニン、ノルアドレナリン、ドーパミンである。セロトニンやノルアドレナリンはやる気や欲求などに影響をあたえる。脳から体やこころに対して発せられる命令は、神経伝達物質やホルモンなどを仲介しておこなわれるが、強いショックやストレスにより脳内の神経伝達物質の動きが鈍化するという説がある。受容体内にセロトニンやノルアドレナリンの量が低下すると、やる気や欲求が低下し身体的な症状が出現することになる。

セロトニンは気分を興奮させる神経伝達物質である。体温調節、血管や筋肉の調節、運動、食欲、睡眠、安心感などに影響を及ぼす。したがって、セロトニンが不足すると、体温調節が出来ない、筋肉のこわばり、運動能力の低下、食欲不振、不眠、不安などの症状が出現することになる。また、ノルアドレナリンは、神経を興奮させる神経伝達物質であり、不安や恐怖、覚醒、集中力、記憶、積極性などに関連する働きがある。これが不足すると、不安、恐怖、陶酔、集中力の低下、記憶障害、おっくうになるといった症状が出現する。ドーパミンは意欲的になり、前向きな行動を起こす。不足すると無気力が出現する（表1-1）。

行動

行動はアラーム（不快な感情）をおさめるためにとられる手段である。抑うつ気分（悲しい、虚しいなど）に対しては、気分転換をはかることもあるだろう。また、安静にしていることで気分の落ち込みに対処することもある。軽度の抑う

表 1-1　うつと神経伝達物質の関係

	うつによる分泌量	症　状
セロトニン	↓	体温調節がうまくできない、筋肉のこわばり、運動能力の低下、食欲不振、不眠、不安
ノルアドレナリン	↓	不安、恐怖、陶酔、集中力低下、記憶障害、おっくうさ
ドーパミン	↓	無気力

つ気分であれば、気分転換や安静にすることで気分は回復することになる。しかし、抑うつ気分が回復しないと、意欲も低下することから、さらなる安静をもとめて、外出をしない、寝て過ごすなど活動量が低下し、行動が消極的になる。さらには、人間関係から遠ざかる、終日寝て過ごすなどの活動低下が行動面の症状として表出する。また、これまで出来ていた仕事や家事の効率やその質が徐々に低下する。集中力や記憶力の低下は、物忘れやそれに伴うミスを増加させる。他人との関わりを避けがちになり孤立すると、対人関係にも影響が現れる。そして、これらが重症化すると、ひきこもり、寝たきりとなり、社会生活に大きな支障を来すことになる。

これら四つの領域の症状がさらなる悪循環を生み出し、うつが悪化していくことになる。

4　抑うつ状態が持続する要因はなにか

抑うつ状態が持続する要因は、非機能的な信念の反芻にあるとする二つの理論について紹介する。

スキーマ・自動思考について

ベック（Beck）の認知理論

うつ病の心理療法では、ベックによる認知行動療法が幅広く知られている。ベックのうつ病についての認知理論は三つの要素で構成されている（図1-5）。

第一の要素は否定的な自動思考である。熟考した結果として生じるものとは異なり、自分の意志とは関係なく、ふと意識にのぼる。自動思考は、意識しなければ

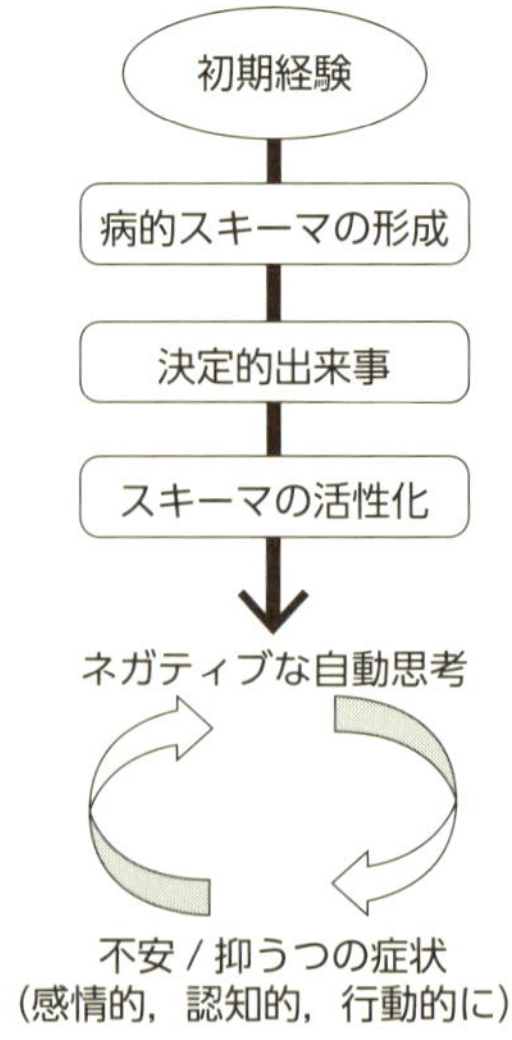

図 1-5　感情障害に関するBeckの認知モデル

ば「真実」のようであり、また「正しい」ものとして捉えられている。抑うつ状態の時は、自動思考は喪失や失敗に関する考えで支配されやすい。また、人が考える事柄は自己・世界・未来という三つの領域にわたり、これらすべて否定的になると抑うつ状態が生じることから、これを抑うつ認知の三大徴候という。

第二の要素は、抑うつスキーマである。抑うつスキーマとは、自動思考の背景にある信念である。抑うつスキーマは、幼児期のネガティブな体験や親子関係の中で長期間を経て形成されると考えられている。抑うつスキーマは、普段から潜在的に思考の中にあるものだが、日常生活では通常は問題にはならない。しかし、ストレスの多い状況が組合わさることで活性化される。抑うつ状態の人は、「自分は適応性に欠けている」、「欠点がある」、「恵まれない存在」として自己を知覚することが多く、その結果として、抑うつ気分がより悪化していくことになる。

第三の要素は、定着した推論の誤りである。この推論は、自動思考に反映されていく。いくつか特徴的なものを挙げる。

・根拠のない推論：十分な証拠がないのに結論を下す（例：「診察の時間が短いのは、主治医が私のことを嫌っているからだ」）

・過度の一般化：ある独立した出来事に基づく結論を広範囲な出来事にもあてはめる。（例：「私にばかりこんな辛いことが起こる」）

・拡大解釈：出来事の重要性を拡大する。（例：「何度も治療についての説明を求めたら、先生や看護師さんは私のことをバカだと思うだろう」）

・個人化：外部の出来事を、その根拠はないのに、自己と関連付ける。（例：悪いことが起きた時に「全部自分のせいだ」と、そうではない証拠があるのにそう思うこと）

二分法的思考：全か無か（白か黒か）というやり方で経験を評価する。（例：「今回の検査結果が悪かったら、私の未来はないも同然だ」）

ベックの提唱している認知理論を紹介したが、これはCBTモデルの「考え」の部分に該当する。ストレスとなる出来事に対する考えが、非機能的、不適応的になると様々な支障をきたすことを示している。自動思考や幼少期に形成されたスキーマは本人にとってあまりに自然な考えなので、自らうつが持続する原因としてとらえることは容易ではない。したがって治療などで会話を進めていく中で徐々に患者が自覚をしていくことになる。以下に提示した事例をもとにこころの仕組み図を用いてうつを理解してみたい。

事例

四〇代の男性。仕事はパソコンを用いたデスクワークが多い。他者が引き起こした追突事故に遭い、利き手を骨折し、傷は回復したが後遺症が残ってしまい、今までと同じような生活ができなくなった。利き手の機能を回復させる為のリハビリテーションに取り組むが、頭痛を訴えリハビリテーションも休みがちになった。徐々に「私は運が悪い。いつもこんな理不尽な目にばかり遭う。」「元に戻らないんだから、何をやっても無駄だ」と言うようになった。イライラして物に当たったり、怒って言葉を荒げたり、自室でふさぎ込むようになった（図1-6）。

身体的な外傷によって入院した場合、入院期間中は傷の回復という短期目標に向けて患者は努力することになる。この時は、大きな不安は抱えつつも、傷の回復の為に安静を強いられていることも多く、人の手を借りなが

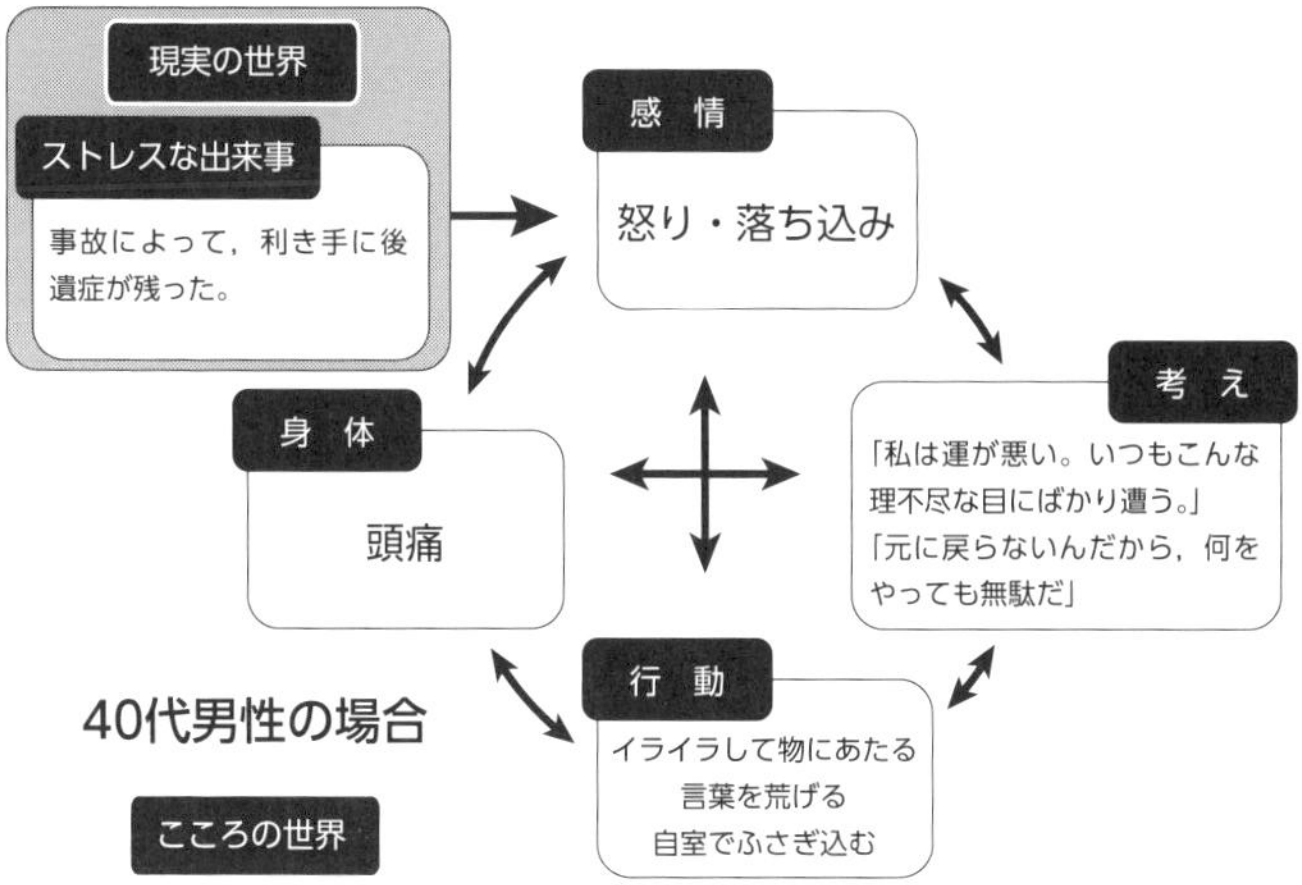

図 1-6　事例のこころの仕組み図

ら生活をすることになる。傷の回復が落ち着いてくると、利き手の機能を回復する為のリハビリテーションが主な治療目標となる。利き手が使えなくなることそれ自体が非常にストレスである。しかし、こうした状況は、短期的に解決することは難しい。また、退院し復職するなど、以前と同じ状況に戻ることが困難な場合は、さらに大きなストレスとなることが容易に想像できるだろう。

入院生活を通して、できることは徐々に増えていくが、自分の日常生活を具体的に想像しなければならなくなると、これまで自分が当たり前にできていたこと全てに意識が向くようになり、生活や仕事全般に困難感を感じることになる。そうした患者の置かれている背景を理解した上で、先の患者の言動に目を向けてほしい。

「私は運が悪い。いつもこんな理不尽な目にばかり遭う。」

「元に戻らないんだから、何をやっても無駄だ」

この、「いつも」というのは、過度の一般化である可能性がある。大抵の人は人生において、いいこともあれば悪いこともある。しかし、現在は否定的なことばかりに目が向いており、人生においていいことはなかったかのような発言になっている。また、「何をやっても」という言葉も、同様に過度の一般化である可能性がある。

もちろん、この発言だけを取り上げてうつを評価するわけではない。患者の言動について観察し、さきの患者の発言の意味などについて注意深く耳を傾けることで、患者の状態をアセスメントしていくことになる。

帰属過程のゆがみ

帰属過程とは、ある事象の原因を認知し、推測する過程をいう。つまり、ある事象の原因が当事者本人にあると認知されるのか、周囲の人や環境にあると認知されるのかということである。

例えば、病院で測定した血糖値が高かったとする。その場合、原因が「昨日の夜、私が間食してしまったからだ」となれば、本人に原因が帰属されることになり、「内的帰属」となる。一方、「昨日の夜、家族が間食を勧めなければ、自分も間食をすることはなかったのに」と家族という外的状況に原因が帰属されると「外的帰属」となる。また、うつ病には特徴的な帰属過程があることが示されているので、次はその理論について説明する。

学習性無気力理論

セリグマン（Seligman）によって提唱された学習性無気力理論（learned helplessness）は、動物実験から発展したものである。イヌは繰り返し避けることのできない電気ショックを経験することによって、不快な刺激が生じても「どうせ対処できない」という無力感が条件づけされていった。その後、イヌは電気ショックを避けることができる場面に遭遇するが、回避行動はとらずに電気ショックを受け続けたのである。この実験結果から、セリグマンは学習性無気力の概念を提唱した[21]。

さらに、電気ショックの影響と対処可能性の有無による違いを調べるために次の実験が行われた。まず、イヌをハンモックで吊るし電気ショックを与え、頭部を動かすと電気ショックを回避できる群（随伴群）と、刺激に反応してもコントロールできない群（非随伴群）、事前には何も行わない無処置群（無処置群）に分けて訓練が行われた[22]。次に、先の訓練の二四時間後に電気ショックの逃避訓練が行われた。この逃避訓練では、イヌはハンモックから外されているので、すべてのイヌは自らの意思で電気ショックを回避することが可能であった。随伴群と無処置群のイヌは、電気ショックが起こると素早く仕切りを飛び越え回避行動を学習した。しかし、非随伴群は電気ショックから逃れようとせず電気ショックを受け続けたのである。これらの実験結果から、無気力な状態に陥り自ら行動を起こさなくなるというのは、苦痛な刺激（ここでは電気ショック）によって引き起こされるのではなく、自分の行った行動によってコントロールできないことを学習した結果引き起こされると指摘した。そして、これを反応性のうつ病のモデルと考え、抑うつの学習性無気力理論とした。

しかし、セリグマンのいう反応と結果の非随伴性の認知のみでは無気力状態に陥らないことから、エイブラムソンら（Abramson et al.）は、ワイナーら[23]（Weiner et al.）の原因帰属に関連する要因の内在性の次元（内的―外的）と、時間経過による変動の可能性についての安定性の次元（安定的―非安定的）に、さらに他の領域に及ぶものかどうかといった全般性の次元（特殊性―全体的）を加えた。失敗に対しては内的・安定的・全体的要因に帰属し、成功に対しては外的・非安定的・特殊的要因に帰属するほど、学習性無気力状態が高まるとして、改訂学習性無気力理論（Reformulated learned helplessness theory）を提唱した[24]。つまり、失敗場面では「いつも（安定的）、どんな場面でも（全体的）自分のせい（内的）で失敗してしまう」と考えやすく、成功場面では「今回たまたま（非安定的）、いつもと違う状況だったし（特殊性）、運がよかったから（外的）成功した」と考える人ほど学習性無気力状態が高まるというものである。

仕事の場面を例に考えてみよう。例えば、部下のがんばりを褒めず、また失敗をするたびに部下が無能だと厳しく叱責する上司がいるとする。はじめは部下も上司に認められようと努力する。しかし、どんなに頑張っても上司に認められず、また失敗をするとフォローもなく、能力のなさについて激しく攻め立てられるので、徐々に「自分はこの会社でやっていく能力がないんだ。何をやっても無駄だ。どんな状況も改善できない。」と無気力状態に陥り、抑うつ状態に陥ることになるというものである。

ここまでを見てみると、抑うつ気分を長引かせるのは、ネガティブな出来事そのものよりも、いずれもCBTモデルの「考え」にあたる部分に焦点があてられていることがお分かりいただけたと思う。

では、抑うつ状態やうつ病はどのように早期発見したらよいのだろうか。いくつか要点を提示してみたい。

5　うつの患者と関わる際の突破口づくり

うつについての正しい知識を身につける

まず、うつに限らず多くの身体疾患にも当てはまることであるが、日々の中で起こる変化は良くも悪くも気づきにくいものである。毎日少しずつ症状が悪化すると、症状が当たり前のように感じるので、重症化を見逃しがちになるからである。また、抑うつ状態になると周囲から孤立しがちなので、大きな問題になるまで、周囲の人たちも気づきにくいという側面もある。

抑うつ状態やうつ病をスクリーニングするためには、医療者がうつについて正しく理解しておく必要がある。うつのメカニズムや、症状の現れ方を理解することで、患者の状態の異変に気づきやすくなる。特に患者と直接接する医療者の場合は、患者の治療行動において問題が生じた場合や、会話や行動の異変に気づいた場合に、これらが契機となってうつに気づくことが十分考えられる。しかし、うつ病や抑うつ状態について正しい知識がなければ、患者自身も医療者もうつを誤解してしまうことも少なくない。よく言われるのは、うつを怠けていると誤解することである。また、うつによる集中力や理解力の低下を、十分確認しないまま本人の能力の問題として片づけてしまうといったことが挙げられる。うつに対する正しい理解が重要になる。

医療者としての専門的なアセスメント能力をベースに、うつを正しく理解することで、気づきの機会が多くなることが期待される。しかし患者の言動から異変に気づいたからといって、必ずしも抑うつ状態やうつ病ではないこともあるだろう。この場合、誤った判断をしたかもしれないなどと落ち込まないで欲しい。早期発見ということは、グレーゾーンも含めて患者の様子を気にとめることである。検査で言えば、結果には偽陽性が含まれることもあるのは周知のことだろう。最初から可能性を否定せずに、患者がおかれている状況を評価することがうつを見逃さないために重要となる。また、看護師をはじめとするコメディカルがうつ病か否かを「診断」する必要はない。精神医学や臨床心理学の専門家につなぐことができれば、大きな役割を果たしたことになる。

医療者の原因帰属の誤りに気づく

さきに、うつには原因帰属の偏りに原因がある場合があることを説明した。しかし、この原因帰属の偏りは、うつのメカニズムについて説明する以外にも重要な視点となる。それは、この原因帰属の偏りは患者側だけにあるものではなく、医療者や患者を取り巻く家族においても持ちうるものだからである。それぞれの立場でどのような原因帰属の傾向をもちやすいかを知ることは、患者との治療関係を円滑に築く上でも役立つことになる。

医療者が持ちやすい帰属過程のゆがみにはいくつかの種類があるので、ここでは四つ紹介する。[25]

①基本的な帰属の誤り

基本的な帰属の誤りとは、社会的行動の原因を推定するとき、一般に環境や状況等の外的要因を十分考慮せずに、本人の気質・性格といった内的要因に過度に帰属させようとする傾向をいう。例えば、規則正しい服薬が困難な人に対して、あの患者さんは、大雑把な性格で治療への意欲が低いのではないかと推測することである。

②行為者と観察者のゆがみ

行為者と観察者のゆがみとは、行為者（本人）は自分の行為の原因を外的要因に求め（外的帰属）、一方で観察者（他人）は、その同じ行為の原因を行為者の内的要因に求める傾向（内的帰属）があることをいう。例えば、血糖自己測定が一回でうまくできなかった場合、行為者である本人は、機械の使い勝手が悪かったからと、自己の行為の原因を外的要因にあるとする。一方で、観察者である医療者は、本人に落ち着きがないとか、注意力が散漫だからであると、その行為の原因を行為者の内的要因にしてしまうことである。こうした行為者と観察者のそれぞれに帰属過程が異なることで、怪我や病気の原因をめぐってズレが生じやすくなり、時にはトラブルに発展することもある。

③自尊維持によるゆがみ

自尊維持による歪みは、自己にとって好ましい結果は内的帰属となり、好ましくない結果は外的帰属となることをいう。患者にとって、病状の回復がスムーズな場合は、自分の治療に対する前向きな努力が原因であると考える。一方で病状がなかなか回復しない場合は、医療スタッフの腕が悪いのではないか、病気の特性として治療困難なのではないかと考える。

④加害者と被害者の対応に対するゆがみ

加害者と被害者の対応に対するゆがみとは、交通事故などで入院した場合、加害者と被害者の怪我が同程度であったとしても、一般に医療者は加害者より被害者に対して、強く同情し、熱心に対応したいという気持ちになる。

問題の原因は一つとは限らないことも多い。なにか一つの原因だけに注目していると、真の原因を見逃してしまうかもしれない。患者の言動と医療者の考えが一致しない場合には、この原因帰属に偏りが生じていないか確認してみることで、問題に対する理解がより深まることになるだろう。また、正しい視点で患者をアセスメントすることができ、円滑な治療関係や、うつの早期発見に繋がることはいうまでもないだろう。

うつをどのように確認するか

患者自らがうつを疑い精神科を受診する場合は別かもしれないが、医療者から急にうつについて指摘されると患者は驚いたり、「自分に限ってそんなことはない」と症状を否定したり、症状を軽視することもある。日本人には精神疾患への抵抗感や偏見が少なからずあると想定しておくほうが無難である。可能な対処としては、医療者が患者の抑うつ状態に気づいたときに、患者と話し合える関係性を築いておくことである。そして、うつを疑う時に、一問一答して確認するより、治療上のストレスや困難な出来事から問題を整理していく方が話は深まりやすく、患者の気づきも得られるだろう。また、先の述べた「こころの仕組み図」を患者とともに作成し、問題の所在を明らかにしながら患者の症状理解を深めていくと、次に行うべき介入も容易になってくるだろう。

患者がうつについて話せるようになれば、症状評価のためのアセスメントツールを用いることもできるだろう。心理アセスメントツールは、使用方法や各ツールの特徴を十分に理解する必要があるが、客観的に抑うつ状態の特徴や重症度を掴むことが可能になる。また、精神医学領域で用いられるアセスメントの結果は、患者のみならず医療者間においても共有しやすく、のちに別の専門家に紹介する際の資料ともなる。

心理アセスメントツールは、入手方法や使用方法など厳密に決められているものもあるので、使用前には確認することをお勧めする。

6　臨床場面におけるうつへの介入

認知行動療法

ここまでの流れから、うつ病の人にはCBTが適応になることは多くの人に理解されていると思う。ここでは、CBTの概要について説明しよう。

うつ病に対するCBTでは、多少の幅はあるが、週一回の面接を一〇～二〇回、一回の面接は三〇～六〇分で行うのが一般的である。治療にあたり、認知行動療法はどのような治療法なのか、どのようにうつ病や抑うつ状態を捉えているのかをCBTモデルを用いて説明がなされる。そして、患者自身にこれらを十分に理解してもらった上で、治療が進むことになる。次に、こころの仕組み図などを用いながら症状や問題を明確にしていくことになる。症状や問題が明確になったところで、つらい感情の原因となっている、歪みの強い自動思考を見つけていく。そして、この自動思考を適応的な自動思考へと変えるトレーニングを、宿題などを用いながら行う。この際、根本的な価値観であるスキーマを見つけ修正することになる。最終的には、これまでの治療の流れやトレーニングで身につけたことについて振り返り、再びつらい感情が起こったらどうすればよいか、再発時の対策と再発予防の方法を話し合う。

つまり、うつ病への介入を試みる場合、単回の接触では難しいので、長期入院や定期的な外来受診といった状況が必要になるだろう。また、患者の考えに介入する認知行動療法は、専門的なトレーニングが必要になる。また、興味のある人は、自分自身で行うワークブックも出版されているので、そちらを参考にするとよいだろう。

では、短期の入院や外来で何もできないかというと、そうではない。以下に、比較的簡単に取り入れられる方法を紹介する。

行動活性化

うつ病への介入では、非現実的、非機能的な考えへの直接的なアプローチが良く知られている一方で、認知の修正ばかりではなく、行動の変容によっても考え方に影響をおよぼすことができる。認知行動療法では、回避行動や否定的信念の反芻が喜びを減少させ、抑うつ状態が増悪すると考える。行動活性化では、喜びや充実感、達成感をもたらす行動を促し、抑うつ気分の改善を目標としている。患者の治療目標を設定する際に、スモールステップで、具体的に、達成可能なものから着手していく。気分の改善を期待する際には、少し手を伸ばせば出来そうなことから実施していく。出来そうなことを考える場合、健康な時にやっていたこと、多くの人がやっていることやっていることを想像するよりも、数秒から数分でできることから始めてみるとよいだろう。

このほか、リラクセーション、漸進的筋弛緩法や自律訓練法などで気分の改善を図ることもできる。これらについては、第2部‐Ⅰに説明があるので参照してほしい。

7 おわりに

ここではうつがどのようなものであるかについて説明した。メンタルヘルスに関する学習は知識のみならず、体験的な学習も大きな収穫となる。身近にワークショップなどがあった場合はぜひ参加してみてほしい。医療現場で遭遇することの多い「うつ」についての正しい知識に加え、体験的な学びと結びつくことでさらに理解が深まり、患者への実臨床に自信が持てるようになることを期待する。

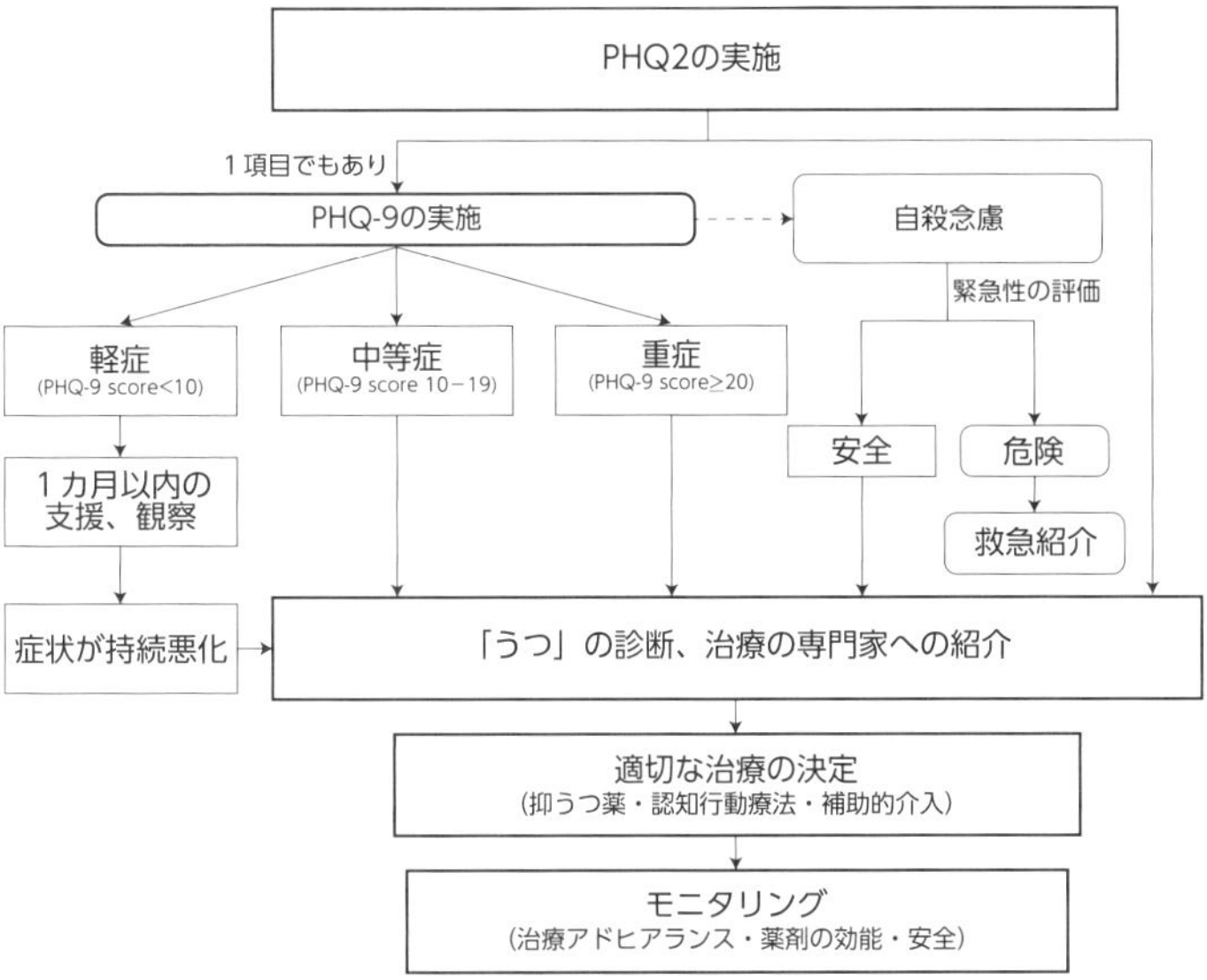

図 1-7　冠動脈心疾患患者のうつ病スクリーニング
（Chichtman, et. al, Depression and Coronary Heart Disease 2008. 118. 1765-1775 より一部改変）

コラム

患者との会話の様子や言動の異変に気づき、さらに抑うつ状態であることが考えられるとき、アンケート用紙を用いてみるのも一つの助けとなるだろう。

比較的簡便に用いることができるものを幾つか紹介する。それぞれの使用については、各自で手順書等を確認の上、使用していただきたい。

抑うつ状態のスクリーニング

Patient Health Questionnaire（ＰＨＱ）2と

ＰＨＱ9：二〇〇八年に米国心臓学会は、ＰＨＱ2とＰＨＱ9という二ステップ・スクリーニング・メソッドで心血管疾患患者の抑うつ状態を見つけるよう推奨している（図1-7）。尺度の名前の通り、ＰＨＱ２は二項目、ＰＨＱ９は九項目からなる質問紙である。日本語版も妥当性と信頼性について報告されている。[26]

ベック抑うつ質問票（ＢＤＩ-Ⅱ）：過去二週間の状態についての二一項目の質問によって抑うつ症状の重症度を短時間で評価することが可能である。[27] また、ＢＤＩ-Ⅱは購入する必要があるので、使用上の手続きを確認してほしい。

抑うつと不安のスクリーニング

Ｋ６／Ｋ10：気分・不安障害に対して、うつ病（抑うつ状態）自己評価尺度（Center for Epidemiologic Studies Depression Scale; ＣＥＳ-Ｄ*5）と同等のスクリーニング効率（感度と特異度）を示し、過去一二カ月の自殺関連行動を発見する上でも有用であることが示されている。[28]

Hospital Anxiety and Depression Scale（HADS）：身体的疾患を有する患者の抑うつと不安について一四項目（抑うつ：七項目、不安：七項目）で評価することができる。また、抑うつと不安を分けて検討することも可能である。心疾患とうつ病のメタ解析に用いられた論文でのうつ病の評価によく用いられている。[29]

＊5　一九七七年にRadloffにより一般人のうつ症状を評価するためにつくられた。二〇項目あり、それぞれの項目を四段階で評価し0〜3点を与える。合計得点（0〜60点）で評価し16点以上を抑うつ状態とする。

Ⅳ　不安について

1　はじめに

胸がざわつく、胸がつかえる、武者震いなど、不安に関連する言葉は、身体感覚に関連する言葉が多く使われてきており、古くから日本人は不安と身体感覚との関連を自覚してきたとも言える。医療者は、患者の不安を同定する際には、このような言葉の端々に現れる患者の不安体験を拾い集めたり、患者の不安に理解を示すためにも、これらの言葉を共感的に示していくことになる。[*6] では、そもそも不安とは何か。ここでは、不安について説明していくことにしよう。

2　不安とはなにか

臨床現場で取り扱う不安

不安とは、これから起こる事態に対する恐れから、気持ちが落ち着かない様だと大辞泉には記されている。人が不安を喚起する場面とは、①未知なる状況に遭遇している時、②コントロールを失う可能性がある時である。未知なる状況とは、何が起こるのか読めない、不確定要素が存在している状況である。コントロールできない状況とは、自分が事象に対してどう反応するのか、他者や周囲の環境が自分のコントロールの範疇を超えている場

＊6　いつも「不安なんですね」と同じ言葉を繰り返すのではなく、患者が体験している感覚に合わせたコメントをすることで、より〝分かってもらった〟という感覚を持ってもらうことができる。具体的には不安な患者に対して、「胸がつかえるような思いなんですね」と言ってみる。

合である。人は、日常的に継続することには、意識を払わなくなる。例えば、太陽は東から昇るのが常であるため、今後西から日が昇るとは想像すらしない。ところが見知らぬ外国に出かけ、言葉、食事、習慣、地理が大きく異なる環境下に置かれれば、当然不安になる。それは、未知なる環境下で、慎重になり、警戒して進むことを脳がアラームとして知らせていると考えることができる。人はそもそも変化を嫌う生き物で、これまでの日常や規則が通用しない未知に対しては敏感になる様に作られているとも考えられる。それでは、コントロールとは具体的に何を意味するのだろうか。人は、自分の言動をその場面や状況にふさわしくコントロールしている。自制したり、他者の要求を断ったり、または自分が過ごしやすい様に環境をコントロールすることで、平常心を保つ。このコントロールが脅かされる時に、脳は、「この状況を危険である」と捉えるのである。「人前でしどろもどろになってしまう」のが不安というのであれば、その不安は「自分の言動が制御不能になる」ことや「それによって被るであろう不利益をコントロール（排除）できないこと」へのアラームであり、基本的にコントロールを回復することが求められる。ところが、コントロールしてもよりコントロール感を失うような状況がある。例えば、パニック症の患者は、パニック発作をなんとかして抑えようと様々なことを試みるが、多くの試みはより焦りを募らせ、不安を増大させ、発作をより頻回にする。このように、短期的に不安を減らそうと過剰に試みることは、返って不安を増強させることになる。不安症全般に渡り、このような不安対処の悪循環が見られるのも特徴の一つである。

3　不安症[*7]とは

さまざまな不安の形（不安症）について

不安の内容は人それぞれ多様である。ＤＳＭ－５においては、その不安対象によって不安を別しているが、社交不安症、パニック症、心気症、全般性不安症という名称はそのきっかけや不安の対象による。医療現場で多く関わる機会があると思われる社交不安症、全般性不安症、パニック症、強迫症についてＣＢＴモデルを交えながら述べてみたい。

人前で話すことが不安（社交不安症）

社交不安症（Social Anxiety Disorder：ＳＡＤ）は、人前で話すことや、話すことでの評価を極度に恐れ、その内容が社会的文脈に釣り合わず、常に回避や忍耐を強いられている状態を指す。我が国においては、一二カ月有病率が0.8％、生涯有病率が1.4％というデータが存在する[30]。社交不安障害を呈する者の50～80％は、他の不安障害、大うつ病性障害、物質使用障害を合併していると言われている。また、ＳＡＤがうつ病に先行して発症する例も多い。

ＣＢＴにおいては、ホフマン（Hofmann）がモデルを提唱している。これによると、ＳＡＤ患者は、他者か

＊7　アメリカ精神医学会の精神疾患の診断基準であるＤＳＭがⅣから5へと改訂されたことに伴い、不安障害は不安症へと名称が変更された。それに伴い疾患の名称も変更している。本書では、ＤＳＭ－Ⅳ以前の研究についてはその当時の疾患名のまま記載した。また、これまで不安障害に分類されていた強迫性障害や心的外傷後ストレス障害は除外されることになった。しかし、不安との関連が強い疾患なのでこの章では扱うことにしている。

らの要求水準をあまりに高く評価し、それに達しない自分を批判する傾向があり、多少の不安や失敗は許容されるし、むしろ人は気づかないものだ、という現実を曲解して不安を強める傾向があるとされる。ホフマンは、不安な感覚や自分の言動にばかり注意が焦点化され、ポジティブな情報（例：聴衆の中にうなづいて聞いている人がいる）を見過ごして、より不安になるという悪循環を指摘している[31]。心理療法での治療は、ビデオフィードバック（実際に話している場面を録画し、自己評価と話しぶりが一致するかを検証する）に効果があるとの報告がある。

何もかもが不安（全般不安症）

全般不安症（Generalized Anxiety Disorder：ＧＡＤ）とは、仕事、家族、経済など、広範囲の事柄に対しての過剰な不安が一日の半分以上ある日が六カ月間続き、この不安を制御できない困惑により、生活に支障を来す状態を指す。一二カ月有病率は0.8％、生涯有病率は1.9％と報告されている[32]。女性のＧＡＤが三分の二を占めると言われており、うつ病との併存も多いとも考えられている。

ＣＢＴにおいては、ウェルズ（Wells）のＧＡＤモデルが一般的に知られている。当事者は、過剰な不安に困難を訴えつつも、「心配しなかったらよりまずいことが起きる」、「心配しているから、恐れていることが起きても驚かずに済む」という考え方のもとに、次々に不安が引き起こされ、覚醒を続ける脳、戦闘状態にある身体がさらなる心配を引き起こすことが悪循環と捉える[33]。心理療法においては、この心配の内容を問いただすよりも、心配するという対処方略の有用性（そう考えることで、あなたの不安は減っているのか？）を検証したり、注意を不安からそらす注意トレーニング、身体的緊張を緩和する漸進的筋弛緩法が有効であるとの報告がある。

不安な感覚に耐えられない（パニック症）

パニック症とは、パニック発作を経験した後、一カ月以上にわたり発作への不安（予期不安）、またはパニック発作を原因とする行動の変化が継続している状態を指す。パニック発作とは、動悸、呼吸苦、めまい、胸痛、発汗、気が遠くなる感覚などの感覚を伴う。一般的には、パニック発作のピークは10分ほどであり、30分ほどで消沈することが多い。我が国における生涯有病率は0.8％という報告があるが、国外においては1.6～4.7％という報告がある[34]。パニック症にはうつ病との併存率が高く、GAD、SAD、強迫性障害の併存も報告されている[35]。CBTにおいては、サルコフスキス（Salkovskis）、アンドリュー（Andrews）らがパニック症のモデルを提唱している。パニック症患者は、不安症状の中でも呼吸苦に脅威を感じるとの説があるが、サルコフスキスはこの呼吸苦の評価がさらなる発作の増悪を産む点を強調し[36]、アンドリューは「以前の発作の感覚に似ている」、「発作をコントロールできない」という思考がそれに伴う不安反応によって強められる点に焦点を当てている[37]。

動悸や過呼吸をパニック発作とは思わずに、内科、循環器科を受診し、異常所見が発見されず、精神科や心療内科に紹介される患者がいる。このことからもパニック発作は異常ではないという教育や、認知的介入が必要となる。CBTでは、これらのパニック発作は危険ではなく、自然に発作が消沈する経験をするべく、これまでに回避していた状況や、不快な身体感覚に直面していく。その上でパニック発作の非危険性や恐れている事柄が発生しないことを実際の行動で確認することで、過剰な不安が軽減していく。

完璧な安心が欲しい、曖昧が受け入れられない（強迫症）

強迫症（Obsessive Compulsive Disorder：ＯＣＤ）とは、望まない不快な考え（強迫観念）に対して、なんらかの行動的、認知的（強迫行為、儀式的行為）な方法で不快感の緩和を試みており、これが著しい時間の浪費や当事者の苦痛となっている状態を指す。強迫観念の内容は、汚染、安全をはじめとして、宗教的、性的、対称性へのこだわりなど多様である。ＤＳＭ-5においては、醜形恐怖症（身体的欠陥へのとらわれ）、ためこみ症（物が溢れかえる）、抜毛症（体毛を抜き続ける）、皮膚むしり症（皮膚むしりの中止と再開の繰り返し）を包括するようになった。我が国での有病率を示す確かなデータは存在しないが、これまでの調査からは0.5～1.4％であるとの一説があり、五〇～一〇〇人に一人くらいの割合でＯＣＤを呈している者がいると考えられている。

強迫症に共通するのは、「完璧に不安感や不快感をなくしてすっきりしたい」、「後で後悔したくない」、「確実な安心が欲しい」と考えて、過剰な確認や努力を強迫行為として実行するが、かえって不完全さや不確実さが目につき、強迫行為が拡大、複雑化していく点である。かつて、この強迫行為は心的葛藤に対する防衛であるから取り去るべきではないと考えられた時代があった。現在では、あえて不安、不快感を喚起するために、強迫行為を保留、変容する曝露反応妨害法の効果を提唱する報告が多く存在する。70％の治療経験者はなんらかの症状軽減を示すとの報告もあるが、不安、不快感に直面化を強いることは、ＯＣＤ患者にとって大きな負担を強いるため、脱落率が40％前後と高い実態がある。治療理念はシンプルであるが、治療者の技量（治療関係を害さず曝露を進める）が問われることになる。

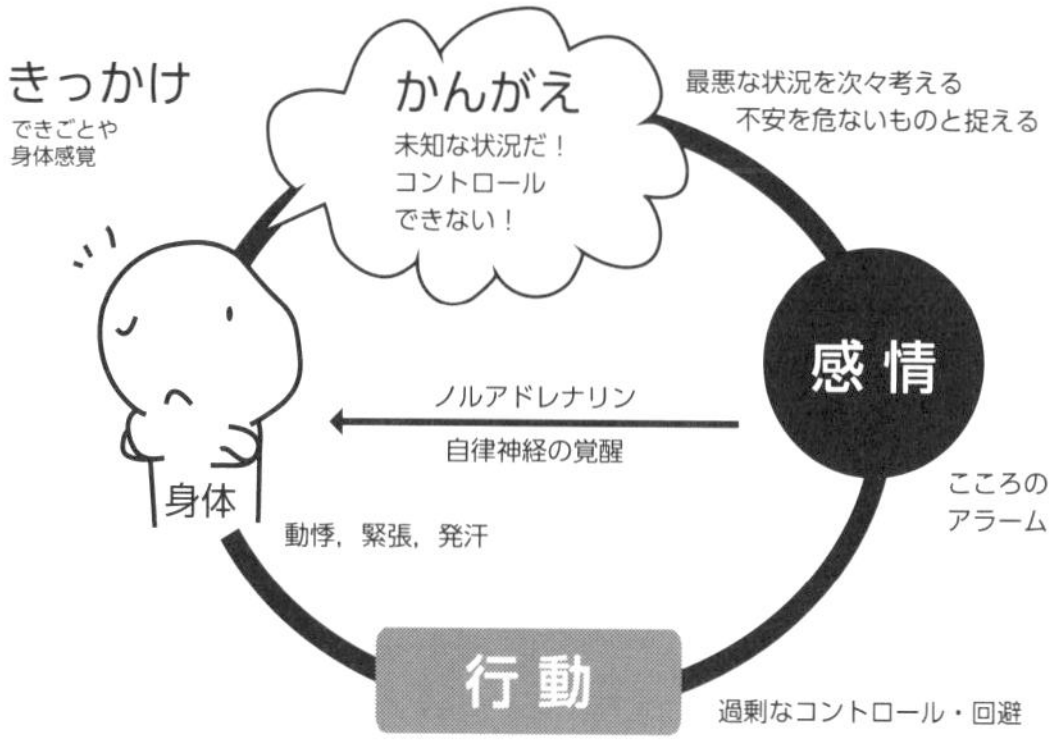

図 1-8　CBT モデルで示す不安

4　CBTモデルで不安を理解する

CBTは、人の心的世界を四つに分割して、それぞれの関連性を客観視した上で、変容可能な領域を見出していく心理療法であると先に述べた。では、不安という感情のアラームが発せられ、それが生活に支障を来すほどに維持されるのはどのような状態なのだろうか。具体的に不安が維持、または増悪していくときのこころの状態について述べてみたい（図1-8）。

身体：闘争―逃走反応

不安がなぜ心痛であるかというと、不快感情全般において、早急な問題の収束を脳が迫るからである。例えば、今いる部屋から突然出火し火が瞬く間に燃え広がったとしよう。この場合には、火を消すのか、逃げるのかを瞬時に判断しなくてはならない。悠長に、消すことの利益、手段などを講じていては危害が及ぶ可能性がある。危機が目前に迫っていればいるほど、感情の不快感、衝撃は大きくなるのが通常である。このように、戦うのか、逃げるのかを即決することを迫る脳の反応を闘争―逃走反応（fight or flight response）と呼んでいる。

不安症状は、さまざまな身体疾患の症状と重複することがあり、それを特定の疾患の進行と捉えたり、知り得ない疾患への罹病と捉える患者も少なくはない。器質的な原因は精査しなくてはならないが、身体疾患の患者が症状を感じると、それに対して不安が生じて原疾患の症状を悪化させるということもある（例えば、パーキンソン病患者が人前で振戦が出現し、人前で緊張した時により振戦が強まる）。基本的に、不安は未知やコントロール不全に対する情緒反応であることから、対処的行動を迫る切迫感をもたらすものである。まずは、危険に対処するために、運動機能を増加させるべく筋肉の緊張、呼吸量の増加、いてもたってもられない感覚（そわそわ、むずむず感など）をもたらす。

認知：特徴的な思考パターン「もし、かも、どうしよう?」

不安を増強させている認知を同定する場合に、まず医療者が着目すべきは、患者の「もし、かも、どうしよう?」である。「もし、取り返しがつかないことが起こったらどうしよう?」「嫌われてしまうかもしれない」などの考えである。不安に付随する認知は、抽象的であり、非現実的であることも少なくない。ただ、現時点で知り得ることのできない未来に関しての想像であるため、あらゆることを考えることができるのも、不安の特徴となる。医療者が着目したい点は、患者の不安の内容が現実的に起こり得ることなのか、明らかに起こらないことを考えているのかである。後者の場合、自分でも馬鹿げていると思いつつも考えてしまうのか（自我違和感：自分で考えすぎている自覚がある）、実際に起こり得ないことを確信的に起こると考えているのかを分ける必要がある。前者であれば、具体的な問題解決が必要であるし、後者であれば、その根拠を追求すると、新たな疑念や心配が生じて解決策が見出されないことがある。

行動：特徴的な行動パターン「状況をコントロールするか逃げるか？」

医療者は、患者が不安を軽減、または解決するために、どのような手段を用いているかを探る必要がある。これには、さまざまな質問技法があるが、「その不安をおさめるために、何をされますか？」と問うことで明らかにすることができる。不安を解消させるために、人はその状況をコントロールするか、または逃げるか（または何もせず放置する）を選択している。具体的に言えば、不安を解消すべく、なんらかの努力をすることがコントロールにあたる。不安の原因を明らかにするためにインターネットを調べつくす、人前であがらないためにスピーチの練習を繰り返す、不安でいることを悟られないように平常心を装う、などが例としてあげられる。これらが即有害とはならないが、過剰に完璧に不安制御をしようとすると、人間の脳の構造上、瞬時に不安を消すことは不可能であることから、より不安を解消できない悪循環が生じて、結果的に不安を増強することになる。

5　不安を維持、増悪させる要因はなにか

不安の捉え方（破局視：あるまじきことが起きている：「不安には耐えられない、不安なのは自分だけ」）

不安を増悪させる要因は多様であるが、心理社会的要因を探る上で確実に目を止める必要があるのは、不安の解釈の仕方である。つまり、不安に対する考え方で、不安をとてつもなく危険なものと捉えているならば、不安に対する不安が雪だるま式に膨れ上がり不安を維持、増大していくことになる。現在の不安がこれまでに経験したことがないようなものであったり、不安を表出することを許容されない環境で過ごしてきた者には、不安でいること自体が耐え難い経験であるかもしれない。不安反応は、もともとのストレス耐性の低さに過度なストレスが加わると、不安が出現する閾値が低下するという説がある（脆弱性ストレスモデル[38]）。長期的なストレスの後に、

パニック発作を経験したり、心的外傷後ストレス障害（Post Traumatic Stress Dsorder：以下ＰＴＳＤ）に併発する過覚醒（音、光などの刺激に過敏になる）は、通常では問題のない事象に敏感に不安反応が出現するようになる。このような経験が当事者にとって未経験であったのなら、「自分がおかしくなってしまったのではないか」「このような状況は自分だけに起こっていることではないか」と考えることは自然であるかもしれない。このような状況が適切な情報がないまま経過していけば、不安症状への誤解や曲解は、より思考の中に固着化していくことになる。

不安の過剰統制：過剰に把握しようとする（例：「悪性の病気なのでは？」と考え、過剰なネット検索やドクターショッピングをする）

不安は未知なる状況への遭遇がきっかけとなって喚起される。「よく分からない」、「はっきりしない」、「曖昧」だからこそ不安なのである。「もしかして・・・ではないか？」と思えば、「その内容をはっきり確定させて安心したい」「すっきりさせたい」と考えることになる。疑念をはっきりさせるためには、情報収集や確認が代表的な手段である。具体例として、過剰にインターネットで情報を収集したり、「大丈夫だよね」と他者に過剰に確認する（補償を求める）、確信が得られるまで特定の行動を繰り返す（儀式的行為）などがある。これが不安の維持要因となっている場合には、確信を得ようと行動し、完遂すると一時的に不安が落ち着くものの、新たな疑念が生まれてきたりする。また完璧な安心が得られないと苛立ちが生じ、より不安解消行為を増幅させ、実行すればするほど、不安が解消されなくなるという悪循環に陥ることになる。不安は原則的には時間の経過と共に減少していくが、こういった過剰な行動によってのみ不安が解消されると学習してしまうと、時間経過による自然な不安軽減が経験されないまま、結果的に不安を維持、増強する行動を繰り返すことになっていく。

不安の回避（状況、場所、人、身体感覚）

心理療法において不安の介入を行う際に、必ずと言っていいほどテーマにあがるのは、不安の回避である。この回避は、不安になるきっかけ（以前、不安を経験することになった場所や状況）を避けることで、不快な不安の感覚を味あわないようにすることである。人混み、身動きの取れない狭い場所などの回避に当事者が明確に気づいている場合と、回避していることに自覚がなかったり、微妙な回避を続けている場合とがある。微妙な回避の例として、蒸した部屋、運動、寒さによる体のこわばり、などを避けることがあげられる。パニック症の患者は、不安の身体感覚と類似した感覚を嫌う傾向があると言われている。これらの感覚を味わうと、以前の不安やこれから起こる不安（予期不安）が喚起され、実際に不安の反応が起こることになる。きっかけは特にないが、突然不安になる、全く予測できないと訴える不安症の患者は、一人でいるときに、このような身体感覚に注意が向き、それ自体が不安のトリガーとなっていることが多い。治療を行う際には、不安という感情の未知なる部分を減らすために、不安出現の条件を同定して予測可能性を高めると不安をコントロールしている感覚の獲得につながっていく。

6　不安な患者と関わる際の突破口づくり

多弁への対処

強い不安を経験している患者は、多弁になる場合がある。それは、落ち着くまで話し続けたい、しっくりくるまで話したい、全て完璧に伝えたいという思考が背景にあることが多く、話せば話すほど、伝えられていない部分や、不安要素を見出すことにつながり、より言葉数が増えるという悪循環を招く。このような場合、医療者は患者の不安を傾聴することがかえって患者の不安を強めたり、医療者の提供可能な時間枠を圧迫することになりかねない。多弁に医療者がただただ耐えていると、フラストレーションが高まり、結果的に端的に話を終えたり、乱暴な口調になる可能性を高めることになる。このような状況は、治療関係を阻害する可能性が高く、なんらかの対策が必要となる。具体的にどのような対処策が可能であるかを述べてみたい。

(1) 共感する：「不安になると言葉数は増えるもの、確実に伝えたいと思うと言葉が増えますね」

医療者は、患者が葛藤していることには共感をしめし、治療関係のいち早い構築を目指す。一方で、そのままでいい、ありのままでいいというような不安な状態を助長することは避けたい。そこで、不安について短く心理教育をし、その上で話を短くするという介入を行っていく。まず、「不安になると、不安を振り払うために言葉数が増えるんですよね。ところが、話せば話すほど、不安な部分が見えてきたり、混乱して、より不安が強まりませんか？」と不安の特性を教示する。

(2) 介入：つぎに、「話せば話すほど、しっくり感は遠のいていきませんか？」、「短く伝える練習をしてみませんか？」、「途中で話を区切ってもいいですか？」、「意地悪でやっているのではないんですよ」と話を短くする練習につなげることができる。

必要となるのは関係や動機づけを阻害することなく、話を短くすることを促していく対話である。患者に「すべてを話しきりたい」という思いがある場合、このような取り組みに最初は負担感を強く訴えるが、多くの場合は、徐々に話を短くすることを学んでいく。重要なことは、話を短くする努力を賞賛することである。話を短くすると、不完全さや不全感に直面することになるので、「よく不安に向き合えている」、「そうやって努力してくれることは嬉しい」と伝えてみるのである。不安の強い患者を導く上で、不安に対峙できた時に、ともに喜べる能力は医療者には欠かせない。もし、人を褒めることが苦手であるならば、少しずつ他者の達成や成功を喜ぶ練習を日頃の生活で行うことをお勧めする。

緘黙への対処

緘黙している者の心境を正確に推し量るのは難しいものだが、黙る人の心情を伝えておくと、言いようもない不安感をこの医療者は理解してくれているという感覚を持つことがある。人が黙る理由として考えられるのは、沈黙を持って相手に抵抗感を示しているか、または完璧な言葉を探していたり、あまりに話す内容の選択肢が多すぎるか、または批判を恐れるあまりに言葉が出せないなどである。いずれにしても、無理に話を聞き出そうとすると、本人は殻に閉じこもっていくことになるので、医療者が安全であることを示しつつ、殻を破って出てくるチャンスを提供するということが可能な介入方法であると思われる。

(1) 共感する：「こういう場でいろいろ聞かれると言葉につまりますね」、「どの言葉を話したら良いか迷うと言葉がつまりますね」、「いろいろな考えが駆け巡ると言葉が止まってしまいますね」と言って相手の防衛が緩んでいるかを見極めると良い。医療者に対して怒っているのか判断がつかないのであれば、「何か私の言動で気に触るところがあったのでしょうか?それとも、何を話したらよいかあたりがつかないのでしょうか?」と率直に聞いてみてもよい。

(2) 介入:怒っているのであれば、「意図してあなたを不快にしたいとは思っていないので、どのような言葉を使うと話しやすいか教えてもらえませんか?」と聞くこともできる。「正しく言えるだろうか」、「きちんと伝えるためにはどう言ったらいいか」と考えるあまりに、考えがまとまらず黙り込んでしまう場合は、「失敗は私にとっては想定内であるしやり直しはきく」と告げて、はっきりしない考えをあえて言葉にしてみることを励ますことも介入の一つとなる。「間違ったら言い直してもらって大丈夫なので、何か言ってもらえませんか?」、「私はこういったことには慣れているので驚きませんから、どのようなことでも言葉にしてみてはいかがですか?」と言語化を促すこともできる。

7 不安を持つ患者への専門的な治療介入

患者の治療動機が高く、かつある程度の時間をかけて心理的介入が可能であるならば、患者を教育し、不安を不必要に強めている認知や行動を同定して、その変容を試みていく。CBTでは、1セッションを三〇~五〇分に定めて、一〇~一六回を1クールとする治療プロトコルが多い。臨床現場によっては、このような時間的枠組みが確保できない場合もあるが、ここではCBTで行われる治療的介入のエッセンスを記してみたいと思う。

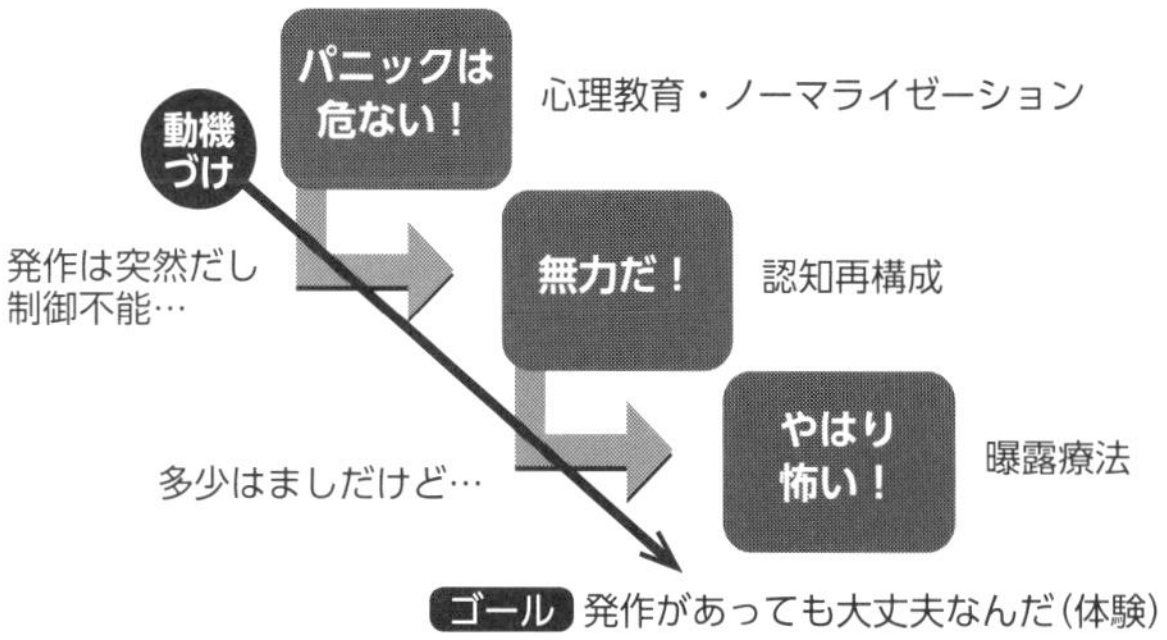

図 1-9　不安への介入プロセス

専門的な治療介入の枠組み

おおまかな治療過程を図で示すと以下のようになる（図1-9）。初期段階においては、疾患や不安の理解を深めてもらうための心理教育を行い、不安を強める認知を見つめ直し、不安に立ち向かう行動に移行していくことになる。

患者を教育する：どう対処していますか？それは役に立っていますか？

不安を経験する際に、人がとる手段の一つは回避である。不安は不快であり、いち早く不安を取り去りたいと考えることは当然である。ところが、不安症の維持要因の一つが回避であるのも、これまでの調査で明らかとされてきている点である。なぜ回避が、不安対処に好ましくないのかを考えてみたい。回避は場面によっては有効であるが、有害になる場合には、次のようなことが挙げられる。

まず、避けるとより避けたくなるという点である。避けることで安心を得た、不安から解放された、という経験をすれば、次からは、避ければよいのだと考えるのは自然なことである。回避の不利益とは、不安に向き合わないことから生じる不安耐性の低下である。いわば運動不足のような状況で、疲れを感じるから近隣であっても車で移動しているので筋肉が低下し、より車に頼るということに似ている。不安を抱えながらも行動するということが減っていくと、不安に耐える能力を欠如していくことになる。これを不安耐性の低下と言う。

もう一点は、避けるとより悪い想像が増えるという点である。避けるということは、不安を感じる場面や対象と対峙した時に、何が実際に起こるかということを未確認なままにしておくということである。つまり、実際には危険でないかもしれないのに、それを見ないということになる。結果的に、不安に向き合うとどのようになるかは、想像やちまたに出回っている情報を元にさらなる想像を繰り広げることになる。このような場合、想像はますます広がっていき、現実と照らし合わされることなく、拡散を続けていく。さらにこの不安の内容は現実との区別をつける機会がないので、確信度もおのずと高まっていくことになる。

動機づけを高める：このままのやり方を続けるとどうなるのでしょう？

ＣＢＴの特徴としては、悪循環を患者と共同で同定し、この悪循環を見える形にして（外在化）、その問題に取り組んでいくことが挙げられる。現状の対処が有害で、明らかな不利益が将来的に予想されることに、患者自身がそれに気づいていないことがある。または、その対処が有害とわかっていても、変化に身を乗り出せない場合もある。このような場合、短期的にはよいが、長期的にはどうなのかを考えながら、変化と現状維持とを天秤にかけるという作業が必要になる。人は変化を好まない動物であり、たとえ満足していない現状でも、変化するよりは現状維持を選ぶ方が、変化によってもたらされるリスクよりはましと考えるかもしれない。不安により、明らかな障害が発生しており、それを乗り越えることの緊急性を患者が感じていれば別だが、そうでなければ、ある程度は回避の不利益を紐解く必要があるだろう。

治療プロセスを説明する

医療者が治療プロセスを示すことは極めて重要であるが、それがその場しのぎのごまかしにならないよう、ある程度根拠をもって患者に回復プロセスを示す必要がある。基本的には、不安を減らすことを第一の目的とするよりも、不安であってもできることを増やし、不安に耐えうる能力を高めていくことが、長期的に考えると不安を減らすことになる。つまり、不安であっても大丈夫だと思える経験を増やすことで、不安は危険ではないというように認知を変えていく。また、過剰に不安を調節せず、回避する行動を減らしても機能できるという経験は、さらに、非機能的な認知を塗り替えていくことになる。ところがどうしたら、不安を感じないようになるのかと疑問を投げかける患者も少なくはない。不安症において最も有力な非薬物療法は、曝露療法（Exposure Therapy または Exposure and Response Prevention Therapy）である。普段は、その不快さ、心痛さゆえに避けたくなる状況や不安症状を避けずに留まり、自然な不安の軽減を経験することを目的とする。または、不安を感じる事柄に直面し、恐れている想像が実際に発生しない期待外れ感が不安を軽減するという説もある。外科治療で腫瘍を摘出するような即効性が曝露療法にあるわけではないが、やはり不安に向き合い、不安に耐えうる能力を高めていくと、ある時、ふと不安にとらわれなくなっていたり、回避をやめていることに気づく患者もいる。このように、いくつかの治療過程を示すことが重要であり、治療経験が多くなれば、経験からも治療過程を示すことができるようにもなる。

患者の不安を同定する（外在化：見える形にする）

敵を倒すためには、まず敵を知ることが必要である。不安は必ずしも悪いものではなく、危機的状況に対処するために人間に備わった機能である。先に記したように、不安の誤解や回避などが、不安を維持し増強する悪循環であることを理解してもらう必要がある。そして、その悪循環に当事者が加担している部分があることに気づくことが、治療への突破口を開くことになる。

認知的介入：不安の曲解があれば正す

不安は、基本的に脳を覚醒させるため、思考の速度を速め、その内容は破局的なものとなりやすい。「パニック発作は悪い病気によるもの」、「次こそ発作になったら死んでしまう」という考え自体が不安を生み出し、さらに不安の出現を強めることになる。医療者は、患者が不安をどう理解しているのか、不安があるとき、世界をどのように眺めているのかを質問を繰り返しながら同定していく。このような考え方が不安に葛藤する人々にとって一般的であることをノーマライズしつつ、「そう考えることは自分の不安を減らす役に立っているのか？」、「もうすこし不安を解決する上で有効な言葉を自分に言えないだろうか？」と提案しつつ、これらの破局的思考を徐々に切り崩していくことが有効な場合がある。柔軟な思考、冷静な洞察は、実際に不安を体験したときに、想像通りになるのかを試す際の行動的介入（曝露、行動実験）の足がかりにもなっていく。

行動的介入：不安回避を減らす

不安に苦しむ人は、不安さえなくなれば、今まで通りの生活ができると考え、不安を完全になくすことを望んでいる場合がある。ところが、不安を完全になくすことは無理があり、減らしきれない不安がより際立ったり、不安を減らせないことへの無力感が生じることになる。繰り返しになるが、不安症の治療で重要なことは、不安でいながらもできることを増やすことである。多くの患者は、このような回避をやめるという提案を歓迎しない。医療者は、確かに不安は苦しいので避けたいと思うのはごく自然なことであるという点に理解を示しつつも、患者とともに「避け続けることであなたの不安はよくなっているのか、悪くなっているのか」について考えていく必要がある。この際に、不安耐性についての教育をすることも有効である。筋肉も体を動かずにいると衰えていき、ほんの少しの運動でもしんどく感じるようになっていく。同じように、不安を感じないように過剰に避けていると、不安に耐える力が落ちていってしまうという具合である。逆に、不安にすこしずつ向き合っていく練習をすると、筋肉と同じように不安耐性を高めていくことができるという希望を示すことも重要である。トレーニングであるならば、適切なやり方、負荷をかけていくことが重要であり、治療者はトレーナーとしての役割を担っているとも言える。

関係性を基盤に患者の背中を押す：完全な説得は不可能、治療にのせるには関係性が不可欠

当事者がどれほど不安について理解を深め、治療動機を高めていったとしても、不安に向き合うことは容易なことではない。医療者は、患者の動機づけを高めるサポーターであったり、時に不安体験の中にとどまれるよう背中を押していく役割を担う。近年の研究では、このような不安への曝露の効果は、治療者が不安に向き合うことのできる力と相関するという報告がある。医療者が患者の経験を全て理解できるわけではないが、少なくとも不安や不快感に向き合うことに開かれた姿勢でいることが望ましい。

具体的な介入方法とその手続き

認知再構成

ＣＢＴにおいては、物事の解釈、こころの中の独り言である考え（認知）が感情を喚起させていると考えることから、この考えにアプローチするプロトコル（治療プログラム）が数多く存在する。このような認知的介入技法を認知再構成（Cognitive Restruction：ＣＲ）と呼ぶ。認知的技法は、コラム法（出来事、考え、感情、行動などを表に記入し、心的な反応を客観視する。その上で、別の視点を検討する）、友人アドバイス法（自分と同じような否定的認知を持っている友人に対してどうアドバイスするかを考える。通常、人に対しては寛容な言葉をかけるものである）、下向き矢印法（否定的認知を書き出し、その下に矢印を記す。その上で、特に恐れているることを書き出し、根底にある考えをあぶりだしていく。不安が明確化され、さすがにそこまでは起こらないと思えることが目的となる）がある。

認知的技法の目的は、否定的信念を訂正することであるが、即座にその認知が正せなくても、自分の考えを冷静に見つめたり、次々に不安な事柄に思いを巡らせ不安の悪循環に身を投じることができるだけでも十分な場合もある。否定的信念が長年かけて学習されてきたものである場合は、一、二回治療者が訂正を促して変容するものでもない。この場合、ある程度時間をかけて、当事者の考えを共同で見つめ直していくという作業が必要となる。

ソクラテス式問答

当事者の認知に介入する際に代表的な技法となるのがソクラテス式問答である。ソクラテスは、無知の知を提唱した古代ギリシアの哲学者である。議論で相手を打破するのではなく、疑問を相手に投げかけ、相手にそれを答えさせていき、合理的な回答を捻りだせない現実を相手に迫っていったという。認知的介入をする際、医療者に求められる姿勢は、当事者と共に否定的認知を眺め、どこにその根拠があるのかを共に見つめ直していく姿勢である。医療者は、「あなたの考えはネガティブだから、この技法をやりなさい」と迫っても、当事者は抵抗したり、不信感を強めることになる。「もう少し詳しく理解したいので、どのようにしてそう考えたのか教えてもらえないか?」と興味を示しつつ、当事者にある非適応的な信念に気づけるように導くのが望ましい。基本的に、当事者とぶつかり合わずに、介入を進めることが重要であり、当事者が自分自身で極端な解釈や、別の視点に気づくように導いていく。

では、具体的にどのように質問するかを述べてみたい。質問法には大きく分けて開かれた質問（open question）と閉じられた質問（closed question）とがある。前者は、ｙｅｓかｎｏで答えられない、幅の広い質問である。例えば、「あなたの不安を強めているものは何だと思いますか?」というように、テーマは限定しているものの、応答の幅が広く、当事者が思索しある程度自由に答えられるようにする。一方で、閉じられた質問は、「今朝、あなたは食事をとりましたか?」というように、応答の幅はより限定的になる。当事者に、現在の問題について深く考えさせたいのであれば、開かれた質問を使うことになるし、問診、情報収集などは、閉じられた質問が用いられる。開かれた質問はその性質上、時間を要することになり、医療者が意図しない返答が返ってくることもあるため、治療目的や時間的制約を加味した上で、使い分ける必要がある。

ソクラテス式問答には、ある程度熟練が必要であるが、一番簡単な質問は、「もう少し教えてもらえますか?」と言ってみることである。「どうせ今やっても無駄だと思うんです」と当事者が言えば、「そのお気持ち、もう少し詳しく教えていただけますか?」と聞くことができる。すると、「これまでうまくいかなかった」、「〇〇が起こると思う」などと患者の視点が露わになってくる。もう一つの方法は、「何が（what）」、「どんな（how）」で聞いてみることである。「何があなたを止めているのですか？」、「これまでにどのようなことがあったのですか？」と聞けば、同様に当事者の世界観が見えてくる。

ソクラテス式問答は、当事者が自分の認知や行動を客観視するだけではなく、非機能的な認知を再構成する上でも用いることができる。「私が何を言っても、誰一人聞いてはくれない」という語りに対して、「具体的に、誰が聞いてくれないのでしょうか？」、「何を言ってもとおっしゃいました。具体的にどのような話をした時、聞いてもらえなかったのですか？」と質問してみる。意図としては、「何を言っても」、「誰一人」という言葉にある結論への飛躍や白黒思考に気づかせ、現実的な思考を導きだすためである。「確かに、私が強い口調でいう時は聞いてもらえないが、たいていの場合は聞いてもらっているかもしれない」という具合である。

質問を進めても、相手が抵抗を示したり、十分に考えてくれない場合もある。それでもさらに質問を続けると、尋問のようになってしまう。抵抗や混乱が生じたら、当事者が本来感じている感情に戻ってみることが得策である。「とは言え、心配になりますよね。煮詰まってきたので、少し振り出しに戻ってみましょうか」と言えば、多くの人は「そうですね」と言って多少ガード

表 1-2　治療的な会話技法（４つのレベル）

技法	例
①　共感	それは気が滅入りますね いつ起こるか分からないって不安になりますよね
②　開かれた質問	発作の時の様子を教えてください
③　具体化	胸がざわつくと、次に何か起こりそう？ 発作の何が怖いとお感じですがか？
④　現実討論（直面化）	これまでに何度くらい気を失ったんですか？ うーん、もうちょっと詳しく教えてくださいよ（より具体的化）

が緩むのではないかと思う。
以上の事柄をまとめると、治療的会話は四つのレベルに分けられる（表1-2）。医療者は、自分がどのレベルで介入を行っているのかを意識して対話をする必要がある。

曝露療法、曝露反応妨害法

曝露療法は、CBTにおいて一般的に用いられる技法であり、不安症、強迫症、PTSDなどにも用いられている。CBTの不安モデルでは、不安を必要以上に危険なものとして捉える認知と不安を過剰に回避、統制することで自然な不安の軽減が経験されない状態を悪循環として捉える[39]。現在の不安対処を続けていても不安の軽減はやってこないことを明らかにし、普段とは違う行動をするように促すことが曝露療法への手続きとなる。不安対象に対して段階的に曝露を試みていく方法を系統的脱感作（systematic desensitization）という。毛虫が苦手な者に対して、毛虫のイラストから、毛虫の写真、徐々に虫かごに入った毛虫を見るというように、段階的に不安対象に慣らしていくという方法である。不安対象に焦点を当てて曝露すると、その対象には慣れても、ほどなくして対象が変わり（例「実は、ネズミもダメでした」）、事実上不安が軽減していかないという批判がある。今日では、不安の対象よりも、不安な身体感覚そのものへの曝露を強調する研究者も多い。対象は多様でも不安感覚は共通であるから、これに向き合い、圧倒されないように慣らしていけばよいという理屈である。当事者の中には、「私が克服しなくてはいけない不安は、あまりに多いのです」と途方にくれている者もいる。この場合、「感じている不安は同じなのですから、どのような形でも練習（曝露）できるし、不安に強くなっていけば生活は変わっていきますよ」と答えることができるかもしれない。

不安に曝露するメリットは、自ら能動的に不安に直面していると自然に不安が軽減していく馴化モデル(40,41)と、不安に向き合っても恐れている事象が発生しない経験をすることで、不安が軽減していく制止学習モデル(42)とが存在する。どちらに優越があるかは明確ではないが、臨床現場においては、どちらもメリットとして説明してよいと思われる。

不安階層表の作成：回避の対象を明らかにする

不安を回避するために、やっていない活動、避けている人や状況を列挙し、その事柄に得点をつけたリストを不安階層表という。不安の得点は、主観的不安指数（Subjective Unit of Discomfort：SUDS）*8と呼ばれる。SUDSは、耐え難い最悪の不安を100として、それぞれの事柄を得点化することを行う。「何か避けていることはありますか？」と聞いていくことになるが、当事者が自覚していない回避（知らず知らずに避けている、または長年避けているので気づかない）場合もある。このような時には、「最近、控えている活動はありますか？」、「あまり気乗りしないことは？」と聞いてみてもよい。ただし、治療が進む中で、回避していたことに気づいたり、医療者への信頼が深まったところで回避について語ることもあるので、治療関係を壊してまで全ての回避を洗い出そうと躍起になる必要はない。

曝露療法の実施

曝露療法を実施する際に、極めて重要なのは曝露療法の治療原理を当事者に理解してもらうことである。不安

＊8　subjective unit of distress ということもある。何れにしてもSUDSとして用いることになる。

の強い者は、不安に圧倒されると治療原理を忘れてしまったり、治療者が無理強いしていると感じることがある。これは不安症への介入において極めて一般的であるので、「なぜこの治療をやっているのか、ご自分の言葉でもう一度説明していただけますか？」と何度も確認していくと良い。当然、不安症の患者は、曝露の効果を確信して治療を開始することは少ない。むしろ「この医療者が言っているのだから、ちょっとやってみようかな」と思ってもらうことがスタートになることが多いため、治療者の共感力、ユーモア、治療の知識が欠かせないものとなる。また、当事者が不安に向き合うことができた時に、これを喜ぶことができる能力があると望ましい。あまり過剰に褒めると胡散臭く思われたり、賞賛自体に慣れてしまい効果がなくなる可能性もあるかもしれない。こればかりは医療者のスタイルもあるのかもしれないが、成長を共に喜んでくれる協力者の姿を記憶に留め、そのイメージを後の生活に生かしていけるとも思える。

曝露には、不安になる状況に出向いて不安を経験する現実曝露（in vivo exposure、例：以前パニック発作を経験した電車に乗ってみる）、イメージを用いる想像曝露（imaginal exposure、例：苦手な人の容姿を思い浮かべ、詳細に語ってもらう）、身体感覚に曝露する身体感覚曝露（interoceptive exposure、例：ストローで呼吸をして息苦しさと近似した感覚を味わう）などがある（表1-3）。いずれの曝露であっても、開始前にベースラインとなるS

表 1-3　曝露課題の一例

状況曝露	想像曝露	内部感覚曝露
混雑した電車に乗る 映画館に行く 繁華街を歩く 店員に質問する 見知らぬ人に挨拶する スカイツリーに登る 通行人に時間を聞く	高い場所の写真を見る 嫌いな言葉を 10 回言う 苦手な人の特徴を詳細に語る 死や病気に関連する言葉を書き出す	細いストローで呼吸をする（過呼吸の感覚） 頭を 1 分間強く降る（めまいの感覚） 首周りのきついシャツを着る（嘔吐恐怖） ズボンのベルトをきつく締める（腹痛への不安）

UDSを聞き、不安の増減を観察していく。曝露を行っている途中には、原則として治療者は会話を最小限にし、当事者が不安感、不快感に集中できるように促す。この際、気になったことを話したくなる者がいるが、あらかじめ、曝露中は話を遮ることがある、それは不安に集中してほしいからであることを告げ、理解を得ておくと良い。定期的にSUDSを聞き、不安感、不快感の変化を把握していく。SUDSを聞く間隔は、三〇秒~一分おきくらいが一般的である。当事者の表情をよく観察し、不安、不快感への集中が途切れていないか、頭の中で別のことを考えていないか（心的回避、心的儀式）を探るようにする。回避が疑われれば、「今、頭の中で何かをしていますか?」と尋ねたり、「今一度不安を感じていただけますか?」、「SUDSはいくつですか?」と聞くことで曝露への集中を促すことができる。先に述べた馴化モデルに従うと、時間枠の中で不安が減少するように期待したいところだが、実際には時間が足りなかったり、治療を終えた後のことに対する不安などが影響して思うようには不安が減っていかないことがある。しかし、馴化が起こらなくても、不安に圧倒されたり、過剰に不安を毛嫌いすることは繰り返しの曝露によって減っていくことが多い。制止学習モデルを用いて、「少なくとも普段あなたが取らない行動を実施して、耐えることができている」という現実を取り扱っていくこともできる。曝露を終えた時点で再びSUDSを聞き、曝露の中で気づいたことや、特によく向き合えたこと、困難だったことなどを話し合う。曝露の頻度は、ある程度頻繁であったほうが治療効果は高い。可能な範囲で、日常生活での曝露を計画して、宿題を出す。曝露の頻度が高い方が早く慣れていくし、宿題の取り組みが良い方が治療効果は高いと言われている。

8　おわりに

不安は我われの生活とは切っても切れない関係にある。適度な不安は我われを慎重にさせ、身を守る上で役立つものだが、これが過剰になると、かえって生活に支障を来すことになる。不安症と言えば、精神科で取り扱うことが多い疾患かもしれないが、いかなる診療科においても、健康を害するという経験の只中にいる患者たちは、なんらかの不安を抱えているものである。不安がもたらすもどかしさ、落ち着かなさに共感を示しつつ、不安を増悪させる心理社会的要因を患者に分かる言葉で示し、共同でその不安をコントロールしていく営みの一助となれば幸いである。

また、不安症に対する専門的な介入として、認知再構成、曝露療法を中心に述べた。強い不安に葛藤する患者と接すると、医療者にも戸惑いが生じたり、圧倒されることもあるだろう。また、いずれの介入技法であっても、不安に直面し、それを見直していく作業は大なり小なりの負担を強いるものである。患者を本来は避けたいと望む不安の中に導き出すには、医療者における関係構築能力が欠かせないものとなる。我が国におけるＣＢＴの教育体制はまだ発展の余地を残していると思われるが、可能であれば、治療経験が豊富な者から指導があると、治療関係を維持しながら、患者を押し出していくさじ加減がつかみやすいのではないかと思う。

引用文献

(1) Meijer, A., et al., Prognostic association of depression following myocardial infarction with mortality and cardiovascular events: a meta-analysis of 25 years of research. Gen Hosp Psychiatry, 2011. 33 (3) : p. 203-216.

(2) Rutledge, T., et al., Depression in heart failure a meta-analytic review of prevalence, intervention effects, and associations with clinical outcomes. J Am Coll Cardiol, 2006. 48 (8) : p. 1527-1537.

(3) Dickens, C., et al., New onset depression following myocardial infarction predicts cardiac mortality. Psychosom Med, 2008. 70 (4) : p. 450-455.

(4) Lesperance, F., et al., Depression and 1-year prognosis in unstable angina. Arch Intern Med, 2000. 160 (9) : p. 1354-1360.

(5) Sherwood, A., et al., Relationship of depression to death or hospitalization in patients with heart failure. Arch Intern Med, 2007. 167 (4) : p. 367-373.

(6) Prince, M., et al., No health without mental health. Lancet, 2007. 370 (9590) : p. 859-877.

(7) Anderson, R.J., et al., The prevalence of comorbid depression in adults with diabetes: a meta-analysis. Diabetes Care, 2001. 24 (6) : p. 1069-1078.

(8) de Groot, M., et al., Association of depression and diabetes complications: a meta-analysis. Psychosom Med, 2001. 63 (4) : p. 619-630.

(9) Egede, L.E., et al., The prevalence and pattern of complementary and alternative medicine use in individuals with diabetes. Diabetes Care, 2002. 25 (2) : p. 324-329.

(10) McKellar, J.D., K. Humphreys, and J.D. Piette, Depression increases diabetes symptoms by complicating patients' self-care adherence. Diabetes Educ, 2004. 30 (3) : p. 485-492.
(11) Ciechanowski, P.S., W.J. Katon, and J.E. Russo, Depression and diabetes: impact of depressive symptoms on adherence, function, and costs. Arch Intern Med, 2000. 160 (21) : p. 3278-385.
(12) Richardson, L.K., L.E. Egede, and M. Mueller, Effect of race/ethnicity and persistent recognition of depression on mortality in elderly men with type 2 diabetes and depression. Diabetes Care, 2008. 31 (5) : p. 880-881.
(13) Lustman, P.J., L.S. Griffith, and R.E. Clouse, Depression in adults with diabetes. Results of 5-yr follow-up study. Diabetes Care, 1988. 11 (8) : p. 605-612.
(14) Bryant, R.A., et al., The psychiatric sequelae of traumatic injury. Am J Psychiatry, 2010. 167 (3) : p. 312-320.
(15) Matsuoka, Y., et al., Incidence and prediction of psychiatric morbidity after a motor vehicle accident in Japan: the Tachikawa Cohort of Motor Vehicle Accident Study. Crit Care Med, 2008. 36 (1) : p. 74-80.
(16) Hamanaka, S., et al., Acute stress disorder and posttraumatic stress disorder symptoms among patients severely injured in motor vehicle accidents in Japan. Gen Hosp Psychiatry, 2006. 28 (3) : p. 234-241.
(17) Fann, J.R., et al., Psychiatric illness following traumatic brain injury in an adult health maintenance organization population. Arch Gen Psychiatry, 2004. 61 (1) : p. 53-61.
(18) 古川博一他．、うつ病患者の服薬アドヒアランスに関する研究の展望．日本心療内科学会誌、2009. 13 (3) : p. 175-180.
(19) 堀越勝、野村俊．精神療法の基本：支持から認知行動療法まで．2012：医学書院．xii, 276p.

(20) 融道男他監訳．ＩＣＤ-10精神および行動の障害：臨床記述と診断ガイドライン．新訂版．2005：医学書院．22, 350p.
(21) Seligman, M.E. and S.F. Maier, Failure to escape traumatic shock. J Exp Psychol, 1967. 74 (1) : p. 1-9.
(22) Maier, S.F., Failure to escape traumatic electric shock: Incompatible skeletal-motor responses or learned helplessness? Learning and Motivation, 1970. 1 (2) : p. 157-169.
(23) Weiner, B., R. Nierenberg, and M. Goldstein, Social learning（locus of control）versus attributional（causal stability）interpretations of expectancy of success1. Journal of Personality, 1976. 44 (1) : p. 52-68.
(24) Abramson, L.Y., M.E. Seligman, and J.D. Teasdale, Learned helplessness in humans: critique and reformulation. J Abnorm Psychol, 1978. 87 (1) : p. 49-74.
(25) 小川芳男．医療心理学．改訂版 2010：北樹出版．p.161.
(26) 村松公美子、上島国利．臨床研究 プライマリ・ケア診療とうつ病スクリーニング評価ツール -Patient Health Questionnaire-9 日本語版「こころとからだの質問票」について．診断と治療．2009. 97 (7) : p. 1465-1473.
(27) Kojima, M., et al., Cross-cultural validation of the Beck Depression Inventory-II in Japan. Psychiatry Res, 2002. 110（3) : p. 291-299.
(28) Furukawa, T.A., et al., The performance of the Japanese version of the K6 and K10 in the World Mental Health Survey Japan. Int J Methods Psychiatr Res, 2008. 17 (3) : p. 152-158.
(29) Zigmond, A.S., Hospital anxiety and depression scale（ＨＡＤ尺度）．精神科診断学．1993. 4 : p. 371-372.
(30) 土屋政雄、川上憲人．社会不安障害の疫学（特集 社会不安障害／社交恐怖）．臨床精神医学．2007. 36 (12ç: p. 1495-

1502.
（31）Hofmann, S.G., Cognitive factors that maintain social anxiety disorder: a comprehensive model and its treatment implications. Cogn Behav Ther, 2007. 36 (4) : p. 193-209.
（32）川上憲人：特定の精神障害の頻度、危険因子、受診行動、社会生活への影響．平成18 年度厚生労働科学研究費補助金（こころの健康科学研究事業）こころの健康についての疫学調査に関する研究．2006.
（33）Wells, A. and K. Carter, Preliminary tests of a cognitive model of generalized anxiety disorder. Behav Res Ther, 1999. 37 (6) : p. 585-594.
（34）Regier, D.A., et al., Comorbidity of mental disorders with alcohol and other drug abuse. Results from the Epidemiologic Catchment Area（ECA）Study. Jama, 1990. 264 (19) : p. 2511-2518.
（35）Myers, J.K., et al., Six-month prevalence of psychiatric disorders in three communities 1980 to 1982. Arch Gen Psychiatry, 1984. 41 (10) : p. 959-967.
（36）Gelder, M.G., D.M. Clark, and P. Salkovskis, Cognitive treatment for panic disorder. J Psychiatr Res, 1993. 27 Suppl 1: p. 171-178.
（37）Andrews, G., Panic disorder. Aust Fam Physician, 1986. 15 (11) : p. 1407.
（38）Chorpita, B.F. and D.H. Barlow, The development of anxiety: the role of control in the early environment. Psychol Bull, 1998. 124 (1) : p. 3-21.
（39）Craske, M.G.B., D.H., Mastery of Your Anxiety and Panic. , in Workbook for Primary Care Settings. . 2007, Oxford University Press. . p. 15-18.

（40）Salkovskis, P.M., et al., Belief disconfirmation versus habituation approaches to situational exposure in panic disorder with agoraphobia : a pilot study. Behav Res Ther, 2007. 45 (5) : p. 877-885.

（41）Foa, E.B., Cognitive behavioral therapy of obsessive-compulsive disorder. Dialogues Clin Neurosci, 2010. 12 (2) : p. 199-207.

（42）Craske, M.G., et al., Maximizing exposure therapy : an inhibitory learning approach. Behav Res Ther, 2014. 58 : p. 10-23.

参考文献

Beck AT : Cognitive Therapy and Emotional Disorders. Lnternational Universities Press, New York, 1976（大野裕監訳:認知療法—精神療法の新しい発展: 1990 : 岩崎学術出版社: ）

Beck AT et al : Cognitive Therapy of depression: Guilford Press, New York, 1979（坂野雄二監訳: うつ病の認知療法: 1992 : 岩崎学術出版社: ）

第2部　医療現場の特性から考える

Ⅰ　身体疾患について

1　はじめに

ストレスが心身の不調を引き起こすことは良く知られているが、その元となる理論をご存知だろうか。古くに証明された理論でありながら、現在においても疾患の理解に役立つものとして広く知られている。ここでは、セリエ（Selye）によるストレス理論とラザルス（Lazarus）によるストレス理論を紹介しながら身体疾患とこころの不調のメカニズムについて解説する。また、身体疾患と密接に関連する心理的問題をどのように扱い、介入するのかについても紹介する。

2　身体とこころの関係―ストレス理論―

セリエのストレス理論

みなさんもよくストレスという言葉を耳にするだろう。ストレスはもともと物理の用語で、物体に力を加えたときに生じた歪みの状態を表す言葉である。その後、ハンガリー生まれの内分泌学者であるセリエ（Selye）がこの言葉を医学の分野に持ち込んだことが、心理学におけるストレス研究のはじまりである[1]。私たちが周りの環境から圧力を受けると、正常な状態から歪みを生じた状態へと向かう。この歪みを生じた状態を「ストレス状態」、ストレス状態を引き起こす周りの環境から受ける圧力を「ストレッサー」と呼んだ。心理学の分野にとって画期的だったのはストレスを引き起こす原因として物理的、化学的、生物的なものに加え、怒り・緊張・不安・喪失（悲しみ）といった心理的な要因も含まれていることにある。彼の研究により、心理的な問題によって身体的な問題が生じることが科学的に検討され、証明された。彼がストレス学説を発表したことで、身体的な症状に対する心理面の影響についての研究が大きく進展することになった。彼が提唱した「汎適応症候群」のモデルでは、ストレスに対する私たちの身体の反応が次の三つに分類されている。

1．警告期：警告期では、身体はストレスによるショックを受け、一時的な機能の低下を起こす。
2．抵抗期：抵抗期では、身体はストレスに対抗するために生理的な機能が高まる。
3．疲弊期：抵抗期ではストレスに対抗するための生理的な機能が高まるが、ストレス状態が長く続くと疲労が蓄積し、機能は次第に低下していく。この状態ともなると、身体はもはやストレスに対抗することが難しくなり、病気にもなりやすくなる。

このようなストレスに対する身体の反応は本来私たちを危険から守ってくれる正常な働きである。しかし、強いストレスにさらされる状態が長期間続くと、身体の防御機能が機能低下を起こし、さまざまな身体の症状が生じてくることになる。

自律神経とストレス

さて、それではなぜ精神的なストレスによって身体的な症状が生じてくるのだろうか。そこには、自律神経と呼ばれる神経が関係している。危険（ストレス）が生じると、私たちの身体は自律神経の働きによって、〝戦うか〟〝逃げるか〟の準備を自動的に整える。これを、闘争―逃走反応とよぶ。私たちが不安を感じたときの闘争―逃走反応については、第1部-Ⅳでも記述があるので参照してほしい。危険が生じれば、私たちはすぐに戦うか逃げるかの準備を整えなければならない。例えば、心臓の鼓動は早くなり、筋肉がこわばることで、素早く動くために備える。『危険な状況を避けよう』という考えや、それに伴う身体反応は実は誰もが持っている当たり前のことであり、本来この働きは私たちが生きていくために役立つものである。しかし、危険やストレスを感じた状態が長く続くことで、こうした働きが問題を引き起こしてしまうこともある。空気を入れすぎたタイヤを放置するようなもので、緊急事態に備えるための張りつめた状態が長く続けば、それだけ身体に負担がかかってしまうことになる。一方、末梢からの情報は自律神経を通して脳を含む中枢神経系に送られ、それによってさらに危険を知らせる感情の強さが増していくことになる。このように、自律神経の働きを介して身体とこころはお互いに影響し合っているのである。中でも腸は「脳腸相関」という関係が知られるほど、脳と密接なつながりがある。近年ではここに、腸内細菌の働きも関わっている可能性が示されつつある。実験動物による研究では、腸内細菌の変化によってうつや不安に似た症状（行動）が引き起こされることが明らかになっている。[2]

ストレスにはどのようなものがあるか

セリエのモデルで心理的なストレスも病気の引き金となりうることが示された。では、どのような出来事がストレスとなるのだろうか。もちろん、人生における重大な出来事は大きなストレスとなる。例えば失業、離婚、親しい人の死などである。しかしそれだけではなく、一見むしろ好ましい事のように思える出来事でさえストレスになるということが分かってきた。ホームズとレイ（Holmes and Rahe）は生活上の重大な出来事によって引き起こされた変化に適応しようとすることが大きなストレスの要因だとして、社会的再適応評定尺度（表2-1）を作成した。[3] それぞれの出来事にはその重大さに応じて重みづけがなされており、過去一年間での合計得点が一定

表 2-1　社会的再適応評定尺度

出来事	点数	出来事	点数
配偶者の死	100	子供が家を出る	29
離婚	73	親戚とのトラブル	29
夫婦の別居	65	素晴らしい成功を収める	28
刑務所などへの拘留	63	配偶者の就職や離職	26
家族の死	63	学校へ入る／学校をやめる	26
けがや病気	53	生活環境の大きな変化	25
結婚	50	生活習慣の改訂	24
解雇	47	上司とのトラブル	23
配偶者との和解	45	勤務時間や勤務条件の変化	20
退職	45	住居の変化	20
家族の健康や行動の変化	44	転校	20
妊娠	40	趣味や娯楽の変化	19
性的な問題	39	宗教活動の変化	19
新しい家族を迎える	39	社会活動の変化	18
仕事上の大きな再調整	39	ローンを組む	17
経済状態の変化	38	睡眠習慣の変化	16
親友の死	37	家族団らんの回数の変化	15
違う仕事への異動	36	食習慣の変化	15
配偶者との口論の数の変化	35	長期休暇	13
抵当に入れる（借金をする）	31	クリスマス	12
担保やローンの損失	30	軽微な法律違反	11
仕事上の責任の変化	29		

以上になると何らかの病気になる可能性が高まるとされている。さらにある研究によれば、このような重大な出来事だけでなく、日常的な、それほど大したことのないような出来事であっても、それが慢性的にストレスとして作用することで重大な出来事よりも健康上の問題の重要な要因になるとさえ言われている。

これらの説から言えることは、一見ポジティブな出来事にしろ、ネガティブな出来事にしろ、普段の生活に変化が生じることはストレスになりうるということである。病気の治療のためには入院が必要な場合があるが、入院それ自体がストレスであり、それによって身体の抵抗力が落ちてしまう可能性もあるということは覚えておいて損はないだろう。こうした患者に対して、心理的な側面から介入できることは多くあるといえるだろう。

ラザルス（Lazarus）のストレス理論

その後、心理学の分野では積極的にストレスに関する研究が進み、ラザルス（Lazarus）らの研究成果へとつながった。彼らは、ストレス状態が引き起こされるかどうかは周囲の環境から受ける影響によってのみ決まるわけではなく、それに対する私たちの反応との相互作用によって決まってくると主張した。平たく言えば、同じ出来事が起こってもそれほどダメージを受けずにうまくやっていける人もいれば、大きなダメージを受けてしまう人もいるが、その違いはそれぞれの人がその出来事をどのように受け止めるかの違いによるものだということだ。さらに言えば、ホームズとレイのリストでは個々人の違いを反映していなかったが、ラザルスらは個々人の違いに注目した。

ラザルス達のモデルでは、私たちはまず目の前の問題が自分にとって害のあるものかどうかを判断する（一次的評価）。評価の結果、目の前の問題が自分を脅かすようなものでないと分かれば、そもそもそれに対処する必要はなく、もはや脅威とはならない。一方、自分を脅かすような問題であれば、私たちはそれに対処しなければならない。ここで私たちはその問題にうまく対処できるかどうかを評価する（二次的評価）。評価の結果、うまく対処することができるものであると分かれば、その問題はもはや脅威にはならないだろう。しかし、うまく対処することができないと分かると困ったことになる。この状態がストレス状態、ということになる。

ラザルスらのモデルの重要な点は、ストレスに対して心理的な側面からも対処できるという道筋をつけたところにある。ラザルスらはこうしたストレスに対処する過程をコーピングとよんだ。さらにコーピングを問題焦点コーピングと情動焦点コーピングという大きく二種類に分けて整理している。問題焦点コーピングはその名の通り、ストレスとなる問題そのものに働きかけてその状況を解決しようとする対処法である。一方、情動焦点コーピングはストレスとなる問題そのものに働きかけて変化させようとするのではなく、ストレッサーによって生じる感情的な反応を調整しようとするもので、問題のとらえ方を見直そうとする対処である。どのようなコーピングを行うかは人によって異なり、それぞれの対処力（コーピングスキル）によってはストレスにうまく対処できず、ストレスに苛まれ、身体的にも調子を崩してしまうかもしれない。効果的な対処の方法を身につけることで、ストレスと渡り合い、身体的な健康を保っていくこともできるだろう。ここに、心理的な介入をする意義が生まれてくる。

コーピングをどのように分類するかについてはその後も様々な議論があるが、臨床場面で患者に説明する場合、問題に対して積極的に解決を目指す頑張り型、問題そのものへの対処からは一旦離れようとする逃避型、時間が解決してくれるのをじっと待つ我慢型の三つに分けると理解しやすい(4)。こうしたコーピングは、どれかが良くてどれかが悪いという類のものではない。問題そのものの解決を目指して頑張ることは素晴らしい事ではあるが、いつもそれでは疲弊してしまう。時には問題から離れ、態勢を立て直すことも必要となる。しかし問題から逃げてばかりでは、事態はより悪化してしまうかもしれない。時間が解決してくれるのを待ち、じっと耐えることが一番の対処となることもあるが、我慢し続けるには限界もある。つまり重要なことは、場合に応じて適切な対処方略を選び、実行していくことだといえる。うまくいかないパターンを続けてしまえばストレスの影響は強まり、ついには身体的にも悪影響が出る場合があるだろう。

3　心理的な特徴と身体疾患の関係―タイプA行動パターン―

一九五〇年代後半、アメリカの医師が待合室で面白いことに気がついたという。心疾患の外来待合では、決まって椅子の前部分が早く擦り切れていたというのだ。これをきっかけに、心臓疾患を発症する人には共通した性格や行動傾向があるのではないかと考えた彼は、同僚とともに患者の観察を始めた。多くの患者を面接した結果、彼らは虚血性心疾患（心筋梗塞など）を発症しやすい人々に共通して観察される、タイプA（Aggressive：アグレッシブ）とよばれる特徴を見出した[5]。性格は、競争的・攻撃的でイライラしやすく、行動面では常に忙しくして時間に追われており、仕事などに熱中する傾向があるとされている。

このように心臓疾患に罹りやすい特徴を持つ人たちとは反対の特徴を持つ人たちはタイプBとよばれた。彼らは欲求や野心、切迫感や競争心などが相対的に少ない人物とされ、相対的に心疾患を発症しにくいとされた。

残念ながら、現在では研究手法の進歩により、これらの研究結果には疑問の余地があるとして見直す動きもある。しかし、心理的な側面と身体的な側面とを結び付け、心理的側面からさまざまな身体的問題に介入していく、行動医学とよばれる学問の発展へとつながる端緒を開いたという功績は間違いないだろう。

4　生物医学モデルと生物心理社会（バイオサイコソーシャル）モデル

身体科での心理的な援助の必要性について考える際、生物医学モデルと生物心理社会（バイオサイコソーシャル）モデルという考え方を知っておくことが役に立つだろう。

そもそも、私たちが病に苦しむのはなぜだろうか。近代医学では、生物医学モデルがそれに答えを提示してきた。生物医学モデルの大きな特徴は二つ挙げられる。一つは病因論とよばれる考え方で、病気には必ず何かしら特定の原因物質があるという考え方である。例えばインフルエンザであればインフルエンザウイルスという原因を特定することができる。その他の原因としては、その他のウイルスや細菌、遺伝子などがあげられる。もうひとつは、測定可能な生物学的指標を重視していることであり、そのような指標によって病気に罹患しているかどうかが判断できると考えていることである。例えば血液検査によって病原体を検出したり、何かしらの指標が正常な値から外れていないか判断したりといった方法を用いる。生物医学モデルにもとづけば、病気の原因物質を何らかの生物学的指標で明らかにし、それに対処することで問題は解決するということになる。近代医学はこの考え方のもとに素晴らしい発展を果たしてきた。パスツールによる天然痘のワクチン研究、コッホによるペニシリンの発見などにはじまり、予防接種による病気の予防、抗生物質による治療などはまさにこうしたモデルの成果である。セリエのストレス理論もこうした流れの中で理解することができるだろう。また、近現代の精神医学の分野を大いに発展させてきた精神科治療薬も、こうした考えを汲むものといえる。このように、生物医学モデルによって得られた進歩は非常に大きなものである。

しかしその後、こうしたモデルだけでは〝病〟をとらえきれないということで、生物学的な要因だけでなく、心理・社会的な要因も含めて〝病〟を理解し治療していこうという考え方が生まれてきた。これを生物心理社会モデルとよぶ。このモデルによれば、病気というのは生物学的な要因のみが影響しているわけではなく、心理的な要因、社会的な要因も関係してくるため、それらも含めて治療にあたる必要があるということになる。つまり、一般身体科でも心理的な介入が必要だということになる。ラザルスによるストレスやストレスコーピングの理論はこうした方向に位置づけられるだろう。

5 身体科で心理的な援助をするために

ここまで述べてきたように、身体的な問題とこころとの間には密接な関係がある。したがって、身体的な問題を抱える患者に対しては、それに伴ううつや不安のみならず身体症状そのものに対しても心理的な援助が役に立つ。

しかし、精神科での実践とは違い、身体科で心理的な援助をする際には少し工夫と注意が必要である。例えばある人が身体の不調に悩み、身体の機能的な問題を疑って病院に行ったとしよう。そこで、「あなたの身体には特に異常はありません。原因は精神的なものでしょう」と言われてすんなり納得できるだろうか。人によっては、精神的な問題ということは自分が嘘をついているということか、と怒りはじめてしまうかもしれない。あるいは実際に身体の問題があって入院しているとき「あなたにはカウンセリングが必要です」などと言われても、戸惑う患者も多い。自分の問題は身体のことなのに、なぜカウンセリングが必要なのか分からないと困惑し、警戒する場合もある。そのような患者に対しても、心理的な援助をいかに抵抗なく受け入れてもらうか、そこが身体科で心理的な援助を行う際の腕の見せ所の一つとなる。

第一に、身体科で心理的な援助をする際には、患者に精神的な問題があるとか、気の持ちようの問題だ、などという言葉をいきなり投げかけないことが重要である。相手の身体的な症状に対して共感的に接し、まずは受け入れることが必要になる。そのうえで、先に述べたストレス理論や自律神経の働きのような、身体症状の悪化につながる心の仕組みや、身体的な症状による苦悩について話を向けていくようにするとよいだろう。こうした説明をする際にも、先の章で紹介されているこころの仕組み図を活用できる。精神的な緊張状態を緩和することで身体的にもリラックスした状態が導かれ、症状に好影響をもたらすこともあるということを伝えられるとよいだろう。

苦痛と苦悩

　身体疾患への心理的なアプローチを考える際には「苦痛」と「苦悩」という視点から見てみることが役に立つ。身体疾患では、当然身体的な「苦痛」が生じることが多くある。この身体的な苦痛を否定することは望ましくないし、否定することはできない。一方で、それとは別に精神的な「苦悩」が生じることも少なくない。例えば痛みを例にとると、次のように苦痛と苦悩を分けることができる（図2-1）。苦痛は、身体の器質的な不具合によって生じる〝痛みや不快感〟のことであり、苦悩は痛みや不快感によって生活に不自由が生じ、この症状さえなければと思い悩んだり、苛立ったり、この先どうなるのかと不安になったりといったネガティブな感情体験のことである。心理的なアプローチによって身体的な「苦痛」を直接軽減することも不可能ではないが、一般的には身体的な苦痛を直接改善してくれるのは外科的治療や薬が得意とする分野である。心理的なアプローチが得意とするのは、精神的な「苦悩」の軽減である。

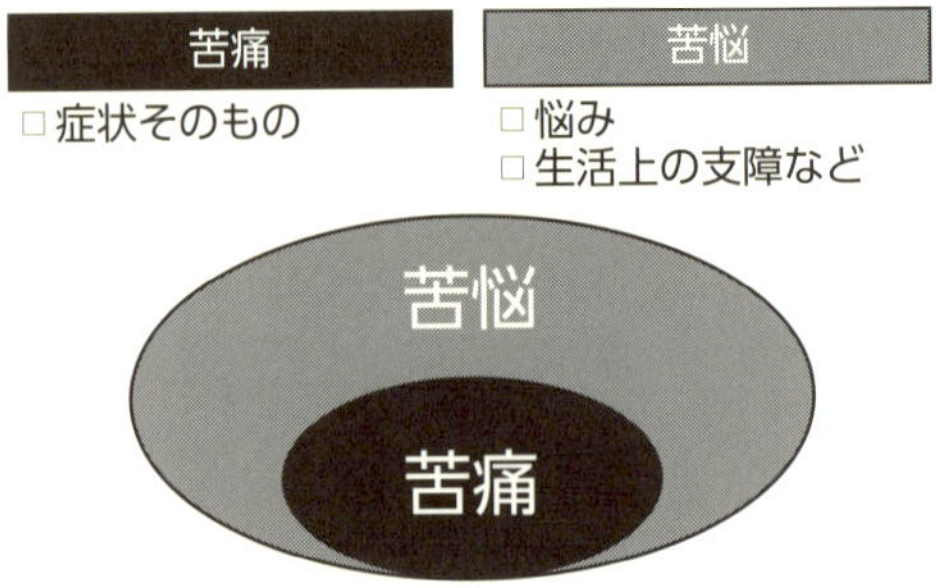

図 2-1　苦痛と苦悩

　先に述べたように、私たちの身体はストレスに対抗するために反応する。ところが、そうした反応が強すぎたり、長引いてしまったりすると、身体に不調が現れ始めることになる。また、身体の不調はそれ自体がストレスの原因となる。不安や抑うつも、ストレスの大きな原因のひとつとなる。「何か悪いことが起こっているに違いない」などと考えることは強い不安を生み、その不安がストレスを生む。不安が起きないように特定の活動を制限することは、本来ならできることをどんどん減らしていくことになるので、結果的に日常生活で「つらい」と感じることが増えてしまい、気分が落ち込み、ストレスにつながる。こうしたストレスがさらなる身体の不調を生み出すという悪循環の中で、苦痛と苦悩はどんどん大きくなってしまう。心理的なアプローチによってこの悪循環に歯止めをかけることができるので、その具体的な方法は次の節で紹介する。

心理的援助の専門家が陥りやすい落とし穴

ここまで身体科の患者に心理的な援助を行う意義について述べてきたが、一方で心理的援助の専門家が陥りやすい落とし穴にも注意しておく必要がある。その落とし穴とは、患者の問題がすべて精神的な要因が原因だと考えてしまうことである。しかし実際はそのようなことばかりではない。逆に、時には身体的な疾患や状態が精神的な症状を作り出すこともある。例えばカフェインの摂りすぎは不安を強めるし、いくつかの疾患では、その疾患の特徴として精神疾患が原因のように見える精神症状を引き起こすことが知られている。初めから精神的な問題が原因だと決めてかからず、身体的な状態が影響していないかどうか検討しておくことも重要である。

6　一般身体科で使える心理的な介入法

ここでは、身体科でも比較的使いやすい心理的な介入法について紹介する。手法によっては専門的なトレーニングが必要なものもあるため、興味をもたれた方は研修会やワークショップなどの機会を利用して理解を深めていただきたい。

比較的使いやすいもの

リラクセーション

リラクセーションはおそらく、一般身体科で最もよく用いられる心理的介入法の一つだと考えられる。先に述べたように心的な緊張状態は身体にストレス反応を引き起こし、さまざまな身体症状につながる。反対に、身体的な緊張状態は中枢へのフィードバックにより、不安・緊張状態を強める悪循環につながる。リラクセーション技法を用いることで、精神的または身体的、あるいはその両者に働きかけ、心身の緊張状態を緩めることで症状を和らげることができる。リラクセーションの方法にも様々なものがあり、以下に代表的なリラクセーション法をあげる。

呼吸法

呼吸法は特に誰でも非常に手軽に実践できるため、覚えておいて損のない方法だろう。基本的な方法は、ゆっくり鼻から息を吸い込んで口からゆっくり吐く、という単純なものである。ポイントは、吸うことよりも吐くことを意識することである。

例えば次のように練習することができる。

「これから呼吸の練習をしてみましょう。やり方ですが、鼻からゆっくり息を吸って、一拍止めて、今度は口から、ゆっくり息を吐きましょう。吐き出すときは、熱いみそ汁を冷ますように、ふーっ、と吐いていきましょう。

よろしいでしょうか。それでは、これから私の声に合わせて練習をしてみましょう。目は閉じていても、開いたままでも構いません。まずは、息を全部吐き切ってから始めます。ふー。吐いたら今度はゆっくり鼻から息を吸って…止めて…口からゆっくり吐きます…ふーっ…（以下、一分程度吸って吐いてを繰り返す）」

初めのうちは二秒吸って五秒で吐く程度を目安に、少し慣れてきたなら間隔をのばして四秒吸って七秒吐く、さらに上達してきたなら五秒吸って九秒吐く、というような具合で練習していくとよいだろう。患者が秒数にこだわり過ぎるようであれば、正確に時間を守って呼吸することが重要なのではなく、普段より少しゆっくりした呼吸を意識することが重要であり、あまり時間の正確さにはとらわれないよう伝える。たいてい一分程度練習すれば効果が感じられるものであるが、落ち着いた感じが得られないようであれば、少しでもリラックス感が得られるまでもうしばらく時間を取って練習する方がよいだろう。

自律訓練法

また、リラクセーションの一種として良く用いられる方法として自律訓練法がある。自律訓練法はシュルツ(Schultz)によって創始された技法である。もともとは催眠療法の実践の中で扱われていた。催眠状態というのはそれ自体が非常にリラックスした治療に役立つ体験であること、そして催眠療法を続けていると、患者は次第に自分自身で催眠状態に入っていけるようになることが分かり、これらの特徴を生かすための方法として発展してきた。自律訓練法では表2-2のような公式を繰り返し心の中で唱えることで心身のリラクセーション状態を誘導していく。治療者とともに実施する場合には治療者が公式を口頭で読み上げながら練習する。練習の際はなるべく刺激を少なくするため、身体を締め付けるような時計やアクセサリー類は外し、目を閉じて横になるか座って楽な姿勢で行うとよい。また、受動的注意集中とよばれる、あまり身体の感覚に注意を向けようと意識しすぎることなく、注意をなんとなく漂わせるようにして自然と感覚を感じ取るような意識の状態を心がける。一度の練習時間はそれほど長くとる必要はなく、短ければ二分くらい、長くても一〇分程度で十分であり、これを一日三回ほど行う。一回の練習を終える際には必ず、消去動作とよばれる運動を実施するようにし、何度か腕を強く身体に引き寄せたり伸ばしたりを繰り返し、ゆっくりと深く呼吸してから目を開ける。練習することで深いリラクセーション状態を経験することができるが、それゆえ消去動作を実施せずに立ち上がろうとするとふらついたりすることがあるため、気をつける必要がある。患者が習得するまでには根気と時間が必要な技法ではあるが、習得できれば強力な武器のひとつとなるだろう。

表 2-2　自律訓練法の公式

背景公式	気持ちが落ち着いている
第 1 公式	(両／右／左) 手 (足) が重い
第 2 公式	(両／右／左) 手 (足) が暖かい
第 3 公式	心臓が規則正しくうっている
第 4 公式	楽に呼吸している
第 5 公式	お腹のまわりが暖かい
第 6 公式	額が涼しい

表2-2のように、自律訓練法には第六公式まで存在するが、最も基本的な第一公式・第二公式まででも十分効果が得られるといわれている。むしろ第三公式以降には、その公式を実施してはならない、禁忌となる疾患があるため（例えば心疾患）、第三公式以降を実施したい場合には専門家の指導を受け、禁忌となる疾患をよく確認してから検討する方がよい。

漸進的筋弛緩法

漸進的筋弛緩法もよく使われるリラクセーション法の一つである。人は緊張状態に陥ると身体が固まる、つまり筋肉が委縮し固くこわばった状態になりがちである。例えば重大な場面の前に〝肩の力を抜け〟などと言われた経験はないだろうか。この状態が続くと、身体的にも精神的にも疲れてしまうことになる。筋弛緩法では、身体の緊張状態を緩めることで精神的な緊張を静め、ストレスや不安を和らげる手法であるといえる。ここでは、簡易的な方法を紹介する。

①両手・両腕

手を握って握り拳を作り、握り拳を肩の方へ近づけて腕全体に力を入れ、緊張状態を経験する。その後一度に力を抜いて弛緩した状態を経験する。

②下半身

足をつま先まで伸ばし、つま先だけ地面につけて力を入れ、緊張状態を経験する。あるいは踵だけ地面につけてつま先は上方にそらし、ふくらはぎ側の緊張状態を経験する。その後は同様に弛緩した状態を経験する。

③上半身

腹部に手を当て、その手を押し返すように腹部に力を入れて緊張状態を経験する。その後は同様に弛緩した状態を経験する。

④頭部・顔面

両目を閉じ、口をすぼめ、顔全体の力を顔の中心に集めるようなイメージで力を入れ、緊張状態を経験する。その後は同様に弛緩した状態を経験する。

漸進的筋弛緩法で気をつけておきたいのは、力を入れすぎてしまう人がいるという点である。あくまで力を入れたときと脱力したときの感覚の違いを経験することが目的なので、力を入れ過ぎないよう、六割か七割くらいの力で試してみるように伝えるとよいだろう。

マインドフルネス

マインドフルネスは、自分の身体や心に生じるさまざまな経験に気づき、それにとらわれることなくただ観察することを練習する方法で、カバット・ジン（Kabat-Zinn）によって開発された[6]。

マインドフルネスの考え方は、何かの症状に対して、余計な解釈をしたり予測したり考え込んだりすることで苦悩が生じてくる、というものである。つまり、症状をただ観察し、そのままに、ありのままに受け入れることで、その症状に悩まされることがなくなると考えられている。

正式な方法ではないが、例えば次のようなスクリプトを読み上げ、患者に実践してもらうことで簡易的に練習することができる。

「目を閉じてください。ゆっくりと身体に注意を向け、身体の中にある感覚を探してみましょう。頭のてっぺんから、額、まぶた、そして目。耳や鼻、口のあたりはどうでしょうか。首を通って、肩。腕から、さらに先、手首から、指先の感覚に注意を向けてみましょう。今度は、肩から胸、背中、腰、お腹の周りにも注意を向けてみましょう。そして、お尻から太もも、膝を通って、足首からつま先まで、身体の感覚に注意を向けます。それから、もう一度身体全体に目を向けます。どんな感覚があるでしょうか。何かを感じたら、その感覚をもう少しイメージしてみましょう。それはどんな手触りでしょうか。ツルツルしているかもしれませんし、ザラザラしているかもしれません。あるいは、また別の感覚かもしれません。形はどうでしょうか…色はどうでしょうか…その感覚を感じられたなら、もう少し、あなたがもういいと思うまで、その感覚を眺め続けてみましょう。もう十分だと思ったところで、ゆっくりと目を開いて下さい。これで、この練習は終わりです」

立場によっては否定される考え方ではあるが、マインドフルネスはある意味で注意をコントロールすることで必要以上に問題に悩まされないための方法とみることもできる。イギリスの童謡にこんな話があるので紹介しよう。「ある時ムカデに質問しました。『君はそんなにたくさんの足があって、どうやって歩いているの？』質問されたムカデは悩みはじめ、しまいには足がもつれ、うまく歩けなくなってしまいました…」。この話では、意識せずにやればうまくできていることも、いざ注意を向けて気になりはじめるとうまくいかなくなってしまうこともあることが示されている。ウェルズ（Wells）は注意のコントロールという側面により焦点を当てた技法として注意トレーニングを取り入れた[7]。注意トレーニングの最も基本的な練習法は、さまざまな音が同時に流れる音声を聞きながら、それぞれの音に注意を向けたり、短い間隔で別の音に注意を転換したり、全ての音に均一に注意を向けることを練習しながら、注意を意図的にコントロールし、不必要にとらわれなくなることを目指すものである。残念ながら日本語の練習教材で容易に入手可能なものは本稿の執筆時点で存在しないが、例えば身の回りで聞こえる複数の自然音や環境音を利用したり、オーケストラのCDを聞きながら、それぞれの楽器の音色を使って練習したりすることもできる。

実施者のトレーニングが必要なもの

認知行動療法

前章では、精神的な問題に対して有効な治療法として認知行動療法を紹介したが、身体的な問題を抱える患者に対しても認知行動療法を応用することができる。身体的な問題に対して認知行動療法を応用する場合の基本的な考え方は、先に述べたように苦痛と苦悩とを分けてみていくということになる。身体疾患の症状自体、つまり

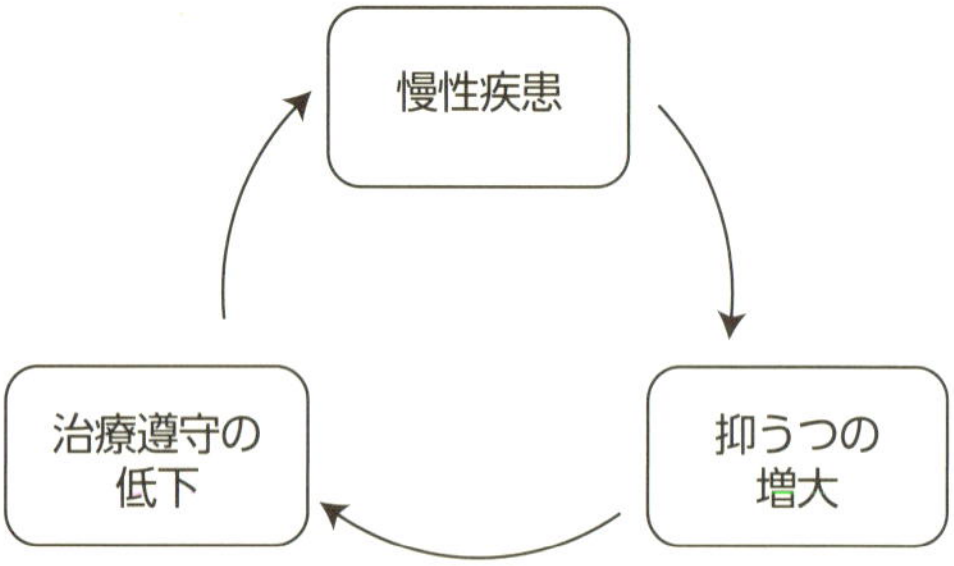

図2-2　抑うつと治療遵守の関係

苦痛を心理的な介入によって直接減らすというのはなかなか難しいことであるが、身体的な問題にともなう苦悩は減らすことができる。

また、慢性的な身体疾患では身体的な治療の手順をきちんと守ること（アドヒアランス）が重要である。例えば、糖尿病ではきちんと血糖値をモニターし、薬を忘れることなく服用することなどが必要になる。しかし、思い当たる節があるかもしれないが、こうしたことをきちんと実行するのはなかなか難しいものである。ともすれば面倒くさくなってさぼったり、ついつい忘れてしまうということも多くある。そのような事態をなるべく減らせるよう、失敗につながる認知や行動のパターンに気づき対処することが役立つといえる。加えて、慢性的な身体疾患では抑うつ症状を併発することが多い。抑うつがあると、治療手順をきちんと守ることはかなり難しくなる（図2-2）。そのため、きちんと治療を続けるためには同時に抑うつに対処することも必要になる。こうした問題を同時に扱いたい場合、認知行動療法が役に立つだろう。[*9]

身体的な問題を抱える患者に認知行動療法を実施する場合、先に述べた自律神経の働きによる身体と感情とのつながりを強調した、図2-3のような用紙を使って整理することが役に立つかもしれない。

*9　慢性的な身体疾患のための認知行動療法についての詳しい情報は次の参考文献を参照するとよいだろう（堀越勝ら監訳（2015）「慢性疾患の認知行動療法　セラピストガイド・ワークブック」、診断と治療社）。

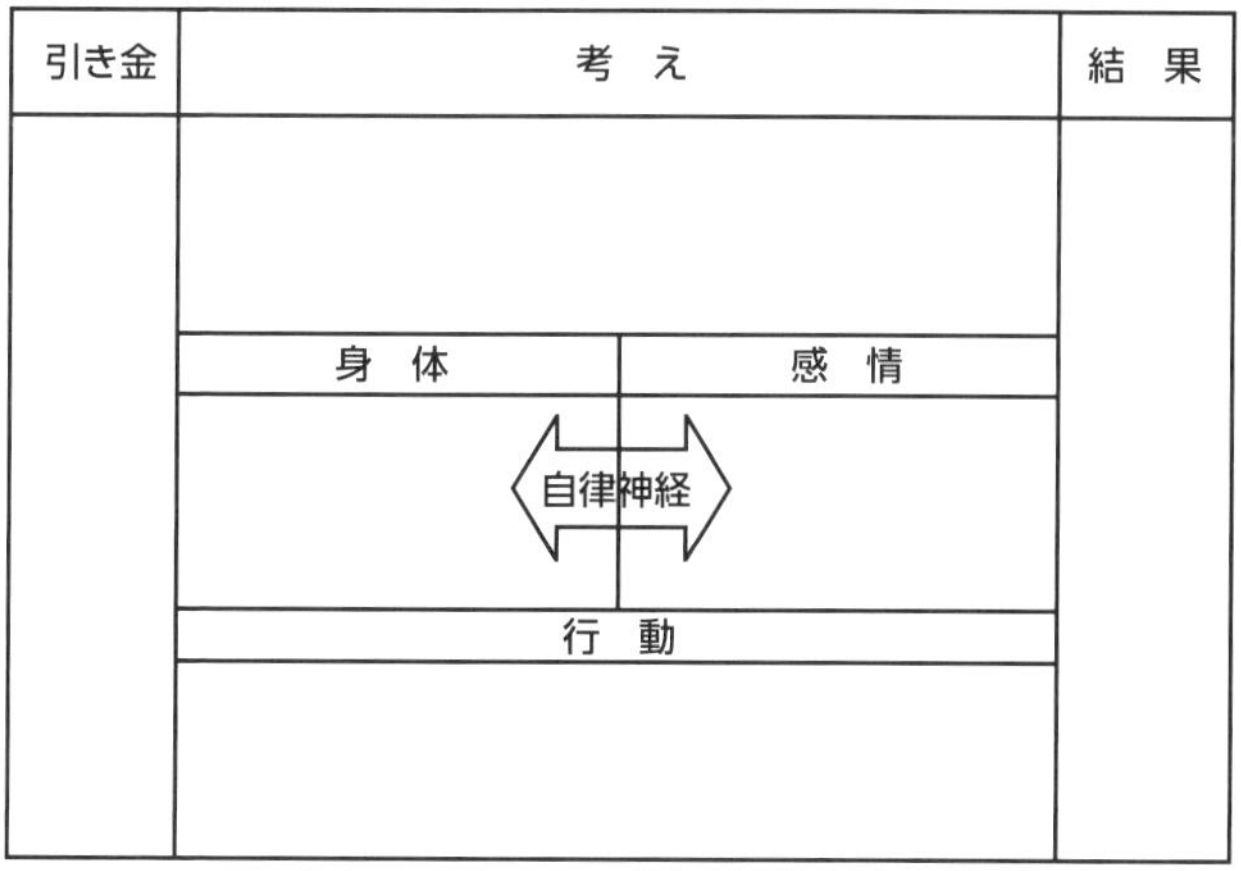

図 2-3　身体と感情のつながりを強調したモニタリングシート

バイオフィードバック

バイオフィードバックとは、本来自分の意思ではコントロールすることが難しい、自律神経による身体の反応をある程度自分の意思でコントロールできるようにするための訓練法である。自律神経によって制御されている身体の仕組みの代表的なものとして心臓の鼓動をあげることができる。例えば、心臓の鼓動をゆっくりにしてください、と言われても難しいと思われるだろう。バイオフィードバックでは専用の機械を使って身体の反応、例えば心臓の鼓動がどのくらいのペースになっているか、自分自身が分かるようにする。鼓動のペースを見ながら訓練することで、次第に鼓動の速さをコントロールする方法が感覚的に分かってくるようになる。バイオフィードバックの利点は、本来であれば直接コントロールすることが難しい身体の反応をある程度意識的にコントロールすることができるようになることである。前章で述べられているように、身体反応と感情は密接な関係があるため、身体の反応を落ち着けることができれば感情的にも落ち着くことができると期待される。また、第1部-Ⅳで述べられていたように不安を訴える人々の多くは自分がコントロールできないことに不安を覚える。バイオフィードバックによって身体をある程度コントロールできるという感覚を持てるようになることで、こうした不安感も改善することが多くある。また、人々の中にはストレスにさらされた際の自分の感情や身体的な反応に鈍感な人たちがおり、それぞれアレキシサイミア（失感情症）、アレキシソミア（失体感症）と呼ばれている。こうした人たちにとっては、自分の身体の反応を数値として客観的に示すことで自分の心身の反応に気づきやすくなる効果もある。バイオフィードバックが用いられる症状には次のようなものが挙げられる。

・筋電図：緊張性頭痛、斜頸、筋緊張、書痙、顎関節症など
・皮膚温：片頭痛、手足の冷え、緊張、不安など
・心拍数：不安、恐怖症など
・皮膚電気抵抗（汗）：緊張、不安、恐怖症など
・脳波：疼痛、てんかんなど

また、近年ではｆＭＲＩを用いたニューロフィードバックの手法が開発され、不安や恐怖症などに応用できないか研究が行われている。

臨床催眠

催眠というと、皆さんはどのようなものを想像するだろうか。テレビで放送されるようなショー的な催眠を思い浮かべる方も多いかもしれない。しかし、実際には臨床催眠は科学的な証拠もあるれっきとした治療法の一つである。特に身体的な問題に対する効果が高く、例えば過敏性腸症候群[8]や痛みのマネジメント[9]、出産時の痛みの軽減[10]、タバコなど物質依存の問題[11]、乳がん患者のケア[12]などにも用いられ、効果をあげている。

催眠は全ての心理療法の大元だといわれることがある。催眠下では、例えば「腕がだんだん重くなる」という暗示によって、実際に自然と腕が下がっていく、というような運動催眠とよばれる現象が起こる。このことは、言葉だけの介入でも身体的な反応を引き起こすことができるということを意味している。つまり、カウンセリングのように言葉だけでも患者の心身の状態を変化させられることを示したという意義があり、実際、現在の心理療法の中には催眠状態で起こるさまざまな現象からヒントを得た技法が数多く含まれている。

催眠療法は催眠（トランス）状態という特殊な意識状態で行われる。そして催眠状態での介入は、通常の意識状態では難しい身体反応や身体感覚への直接的な働きかけが可能であることからも分かるように、かなり強力な影響があるという。そのため、現実感を失ってしまいやすい統合失調症の患者など、いくつかの疾患に対する催眠療法は禁忌とされている。また、詳しい要因は分かっていないが、催眠にかかるのが難しい人もいる。いずれにせよ、催眠を実施するにはしっかりとした専門的なトレーニングが必要となるため、気軽に試そうとすることは難しいが、習得することができれば非常に強力な武器にもなる可能性があるといえる。

7　身体科疾患に対する心理的介入の実際

過敏性腸症候群（Irritable Bowel Syndrome：ＩＢＳ）への介入

ＩＢＳとは、通常の検査では腸に器質的な問題が見つからないにも関わらず、下痢や便秘などの便通異常や腹痛・腹部不快感といった症状が出現することを特徴とする疾患である。ストレスや不安など心理的な影響で症状が悪化しやすいことが知られている。程度の差はあるが、日本では一〇人に一人以上がこの問題を抱えていると言われている。治療ガイドラインでは、難治性のＩＢＳに対しては認知行動療法や催眠などの専門性の高い心理療法を併用することが推奨されている。[13]

ＩＢＳに対する認知行動療法

海外ではこれまでＩＢＳに対する認知行動療法がいくつか開発され、その有効性が確認されてきている。その中で近年クラスクら（Craske et al.）は、CBT-Interoceptive Exposure：ＣＢＴ－ＩＥと名付けられた方法を開発し、ＩＢＳに対する既存の認知行動療法を比較対象としてランダム化比較試験（Randomized Control Trial）を行い、ＣＢＴ－ＩＥが既存の認知行動療法よりも効果が高いことを示した。[14] このＣＢＴ－ＩＥでは、ＩＢＳの問題を図2-4のようにとらえている。何かのきっかけがあると、それが悪い結果（例えば失禁してしまうことなど）の予兆だと考え（認知）、不安や恐怖を感じる（感情）。すると、自律神経の反応によって不安や恐怖が腸運動の異常を引き起こす（身体）。この異常を下痢などＩＢＳの問題の予兆と捉え（認知）、不安や恐怖が強まることで（感情）、更に腸運動の異常が悪化していく（身体）。この過程の中で、悪い結果を恐れ電車に乗るのを避けるなどの回避をすることで（行動）、仕事や約束の時間に間に合わなくなる、外出できなくなるといった生活の質の悪化が生じることになる。また、悪い結果を防げたのは電車に乗るのを避けたからだ、乗ったらもっと悪い事が起こっていたに違いない、

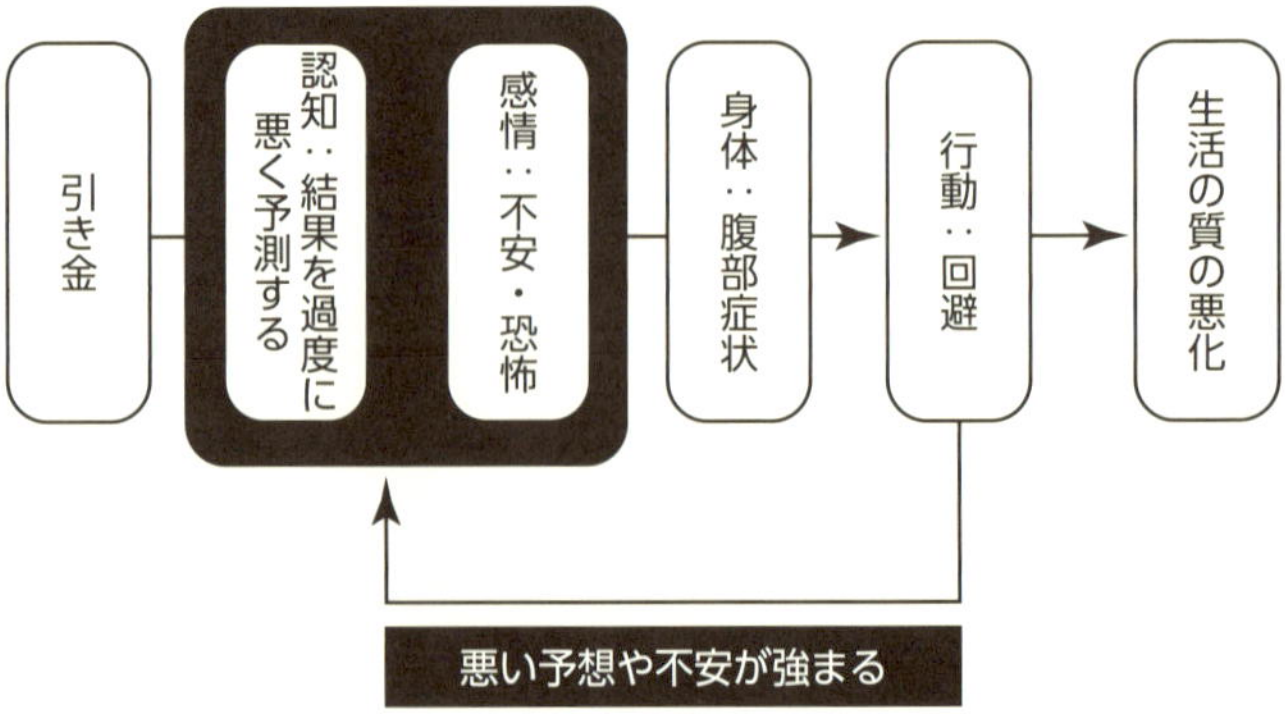

図 2-4　CBT-IE からみた IBS の問題

などと考えるようになることで悪い予想や不安感が強まり、ＩＢＳ症状が強まることにつながる。

こうした悪循環から抜け出すため、過度にお腹の感覚に注意を向けてしまうのを防ぐ注意トレーニングや、過度に悪い結果を予測する傾向を和らげる認知再構成、回避をやめて不安に直面し、本当に悪い結果が起こるか実験することで不安への耐性を高める曝露といった手法を用いる。

慢性疼痛への介入

痛みは通常一時的なもので、原因となる器質的な問題が改善すれば治まるものであるが、時に長期間（三カ月以上）続いたり、器質的な問題の程度に比べて明らかに過度な苦痛や社会機能上の障害が生じることがある。こうした状態を慢性疼痛とよぶ（がんによる痛みは除く）。慢性疼痛に対しても認知行動療法の有効性が示されている[15]。

慢性疼痛に対する認知行動療法

慢性疼痛に対する認知行動療法では、痛みそのものによる苦痛を軽減するためのリラクセーション法、痛みに対する恐怖に介入する認知再構成、痛みに関連する行動上の困難を扱うペーシングといった手法を用いることが多いようである。リラクセーションについては先の節を参照していただき、ここでは後の二つについて説明する。

慢性疼痛を理解するための理論のひとつに恐怖―回避モデル[16]がある（図2-5）。このモデルによれば、痛みを怖がることでさまざまな回避が生じ、身体を動かさないことでかえって痛みが増したり、抑うつ的になることで痛みが強まると考えられている。このため、痛みに対する恐怖を引き起こすような考えに挑戦する認知再構成が行われる。さらに、痛みや痛みに対する恐怖があったとしても、できる範囲で習慣的に行動することで、痛みに振り

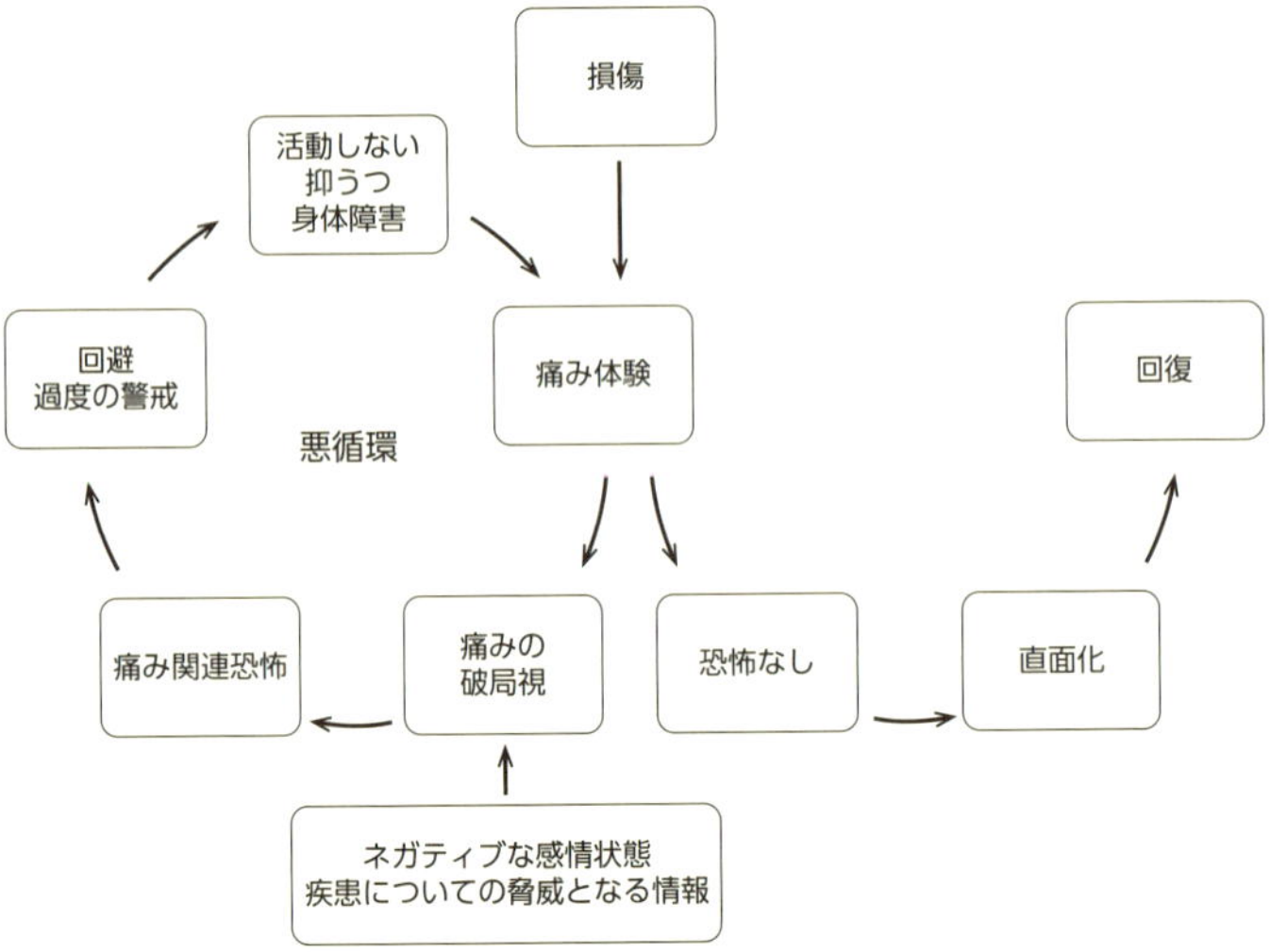

図 2-5　恐怖－回避モデル（Vlaeyen & Linton, 2000）

回されることによる苦悩を減らすという目的で、計画的に活動をスケジューリングして実行していくというペーシングが行われる。

8　その他の身体に関わる問題

心気症

不安の問題と重なるが、実際には器質的な（身体の機能的な）問題がないにも関わらず、何か重大な病気があるのではないかという心配に悩まされる状態をDSM-Ⅳでは心気症、DSM-5では疾病不安障害とよぶ。こうした悩みを持つ患者は、医師の診察や検査を求めて何度も医療機関を受診することも多い。このような患者に対しては、器質的な問題がないからといって冷たくあしらわず、不安な気持ちを共感的に受け止め、過剰な不安を抱く背景を検討することが役に立つ場合もある。

身体表現性障害

患者の訴えをぴったり説明できるような器質的な問題がないにも関わらず、さまざまな身体症状を訴える病態をDSM‐Ⅳでは身体表現性障害、DSM‐5では身体症状性障害とよぶ。古くは精神分析を創始したフロイトの時代、身体的な機能には問題がないのに立てなくなったり、喋れなくなってしまったりといった症状はヒステリーとよばれ、抑圧された心理的な葛藤が身体的な症状として表現されると考えられていた。こうしたところにも、こころと身体の密接な関係を見ることができる。こうした患者の場合、身体的な症状を訴えることによって生じる利益（疾病利得）がないかどうかを確認することが役に立つ場合がある。疾病利得がある場合、身体的な訴えに慌てて対応するとこうした症状を強化してしまうことがあるので注意する必要がある。冷たくなり過ぎないように配慮しつつ、身体的な訴えそのものというよりもその背景にある苦悩を探り、その解決を図ることが必要になるケースも多い。

注意点

これらの問題を抱えている人たちは特に、実際に身体疾患を抱えている患者に比べて心理的な問題を指摘されることに反感を持ちやすく、器質的な問題がないということを受け入れることへの抵抗感が強く出る場合も多くある。実際の身体疾患を抱えている人たちに接する場合と同様に、その人が経験している苦痛を頭ごなしに否定することはせず、その苦悩に対して十分な共感を示しながら問題に取り組むことが重要である。

9　おわりに

この項では、心理的なストレスが身体的な問題とどのように関連しているのか、そして身体的な問題を抱える患者に対してどのように心理的な援助をしていくかについて紹介した。われわれ日本人は他の国々の人々と比べ、うつや不安の問題を身体の症状として訴えることが多いと言われる。また、身体疾患とくに慢性疾患を抱える患者にとってうつや不安は無視できない問題である。身体的な問題を抱える患者への心理的な介入の需要は今後も高まっていくと考えられ、こうした分野に取り組む治療者が増えていくことが望まれる。

コラム　身体疾患と性格

心疾患にはタイプAとよばれる性格傾向が強いことが見いだされたが、他にも以下の様な性格傾向と身体疾患との関係性が提唱されている。

タイプC

テモショックとドレイア（Temoshok and Dreher）はがんにかかりやすい人々の特徴としてタイプC（Cancer）という概念を提唱した[1]。タイプCの人たちは一見物静かで大人しそうに見えるが、実は心の内では不平不満を募らせ、怒りを抱えていると言われている。ただし、残念ながらその後の研究ではこうした考えを支持するような結果はなかなか出ていないようである。

タイプD

近年では新たにタイプD（Distress）と呼ばれる特徴を持つ人々と心疾患との関連性が指摘されている。タイプDとされる人々の特徴は次のようなものである。不安や抑うつ、怒り、敵意などのネガティブな感情を感じやすいものの、他者からの否定的な反応を避けるため、これらの感情を抑えて表出しない傾向がある。こうした心理的な傾向と心疾患との関連について、今後の研究がどうなっていくか気になるところである。

（1）Temoshok, L., & Dreher, H.（1992）. The type C connection: The behavioral links to cancer and your health: Random House.

Ⅱ　命に関わる病：がんについて

1　はじめに

我が国では、毎年六〇万人以上ががんと診断され、がんを抱える患者は三〇〇万人以上に上り、およそ半数は治癒するとはいえ、一九八一年以来死因第一位を占め（図2-6）、国民のおよそ三人に一人ががんで亡くなっている。そのため、がんに罹患することは多くの患者にとって今尚衝撃であり、多くの人にとって破局的な情動をもたらすライフ・イベントである。そのため、患者とのその家族はがんの診断時から治療・終末期まであらゆる時期において、心理的苦痛やＱＯＬ（Quality of Life）の低下、仕事や人間関係の変化を経験する。このような問題に応えるための医療と学問がサイコオンコロジー（精神腫瘍学）である。ここでは、サイコオンコロジーについて概説し、がん

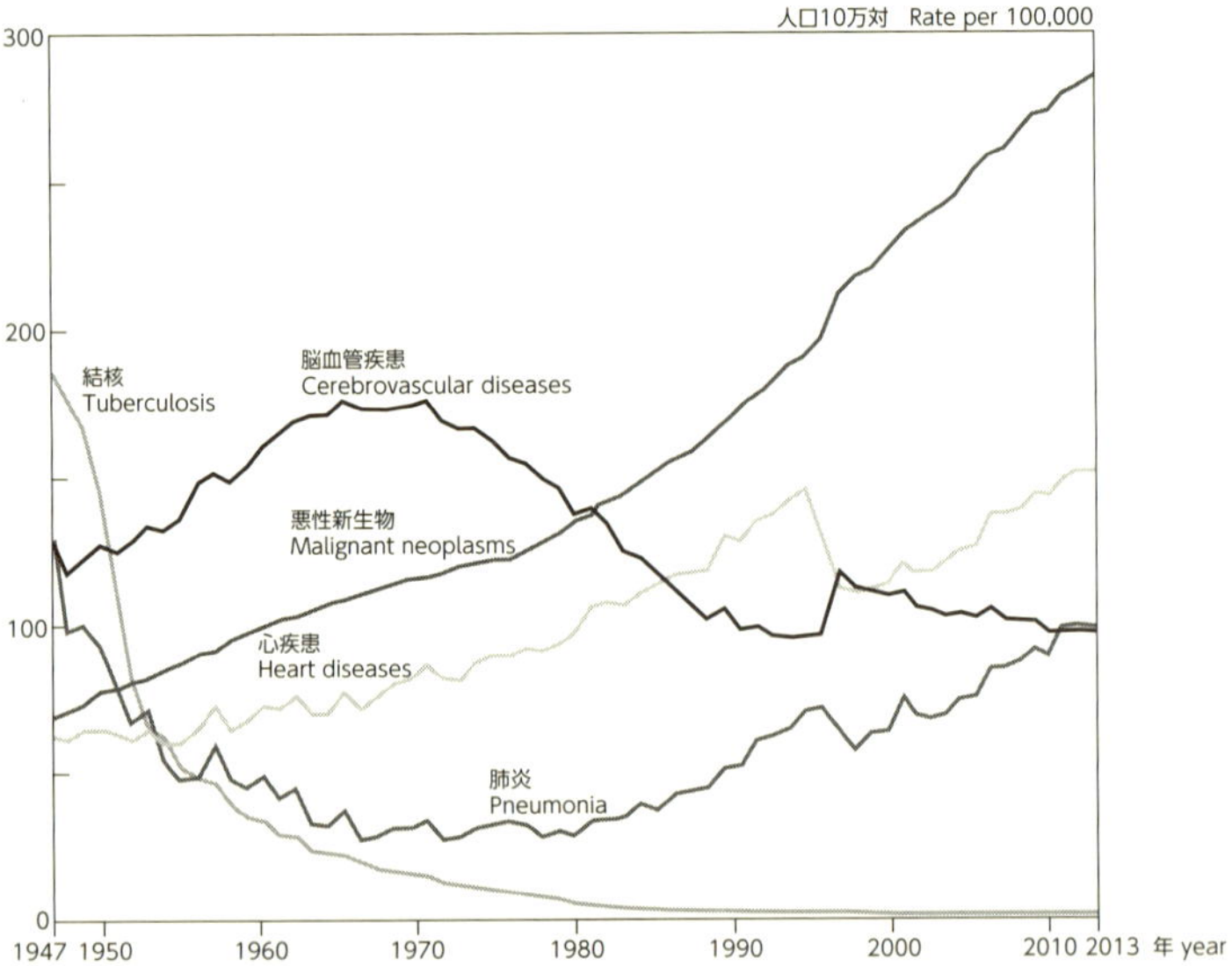

図2-6　主要部位別粗死亡率年次推移（1947-2013）　公益財団法人がん研究振興財団：がんの統計 '14, 2015

患者とその家族が経験する心理的苦痛、およびがん医療に携わる者に求められる心理的苦痛の評価と介入について論じる。

2　がん対策基本法におけるサイコオンコロジー

二〇〇七年四月のがん対策基本法の施行を受けて、同年六月にがん対策推進基本計画が策定された。がん患者や遺族も参加し協議された基本計画には、「すべてのがん患者と家族の苦痛の軽減と療養生活の質の維持向上」が全体目標として掲げられ、重点的に取り組むべき事項として「治療初期段階からの緩和ケアの実施」が謳われている。

また、がん医療の均てん化の礎となるがん診療連携拠点病院の要件に、緩和ケアチームが必須とされた。二〇〇二年より認められた緩和ケア診療加算では、精神科医師を必須条件としており、チームの一員として心理士が含まれることも少なくない。ここにも、がん治療を通して常に起こりうる精神症状の評価、症状緩和の重要性が述べられている。世界保健機関（WHO）の提言のとおり、診断時期から支持・緩和療法と共に心のケアが求められる時代となり、あらゆる時期を通じて継ぎ目なく患者を支援することが求められている。

3　緩和ケアにおけるサイコオンコロジー

二〇〇四年に英国National Health ServiceのNational Institute of Clinical Excellenceで作成された『緩和ケアを実践するためのガイドライン』の心理状態のアセスメントと対応に関するガイドライン[17]には、あらゆる医療者に求められるサイコオンコロジーの評価と介入法が四つのレベルに分類され、提示されている（表2-3参照）。

表 2-3　心理的評価と介入の推奨モデル[17)]

レベル 1：全ての医療者
評価：心理的ニードの認識 患者や家族の心理的苦痛を評価し、必要に応じて精神保健の専門家に紹介する。また、精神保健の専門家に紹介するための基準を作り、迅速に紹介できるようにしておく。 介入：基本コミュニケーション（適切な情報提供、理解の確認、共感、敬意） がんによる影響について正直に思いやりをもって伝える。また、患者、家族が利用できる緩和ケアサービスに関する情報を提供する。患者、家族に対して尊敬の念をもって接し、サポーティブな関係を構築、維持する。
レベル 2：心理的知識を有する医療者（がん専門看護師、ソーシャルワーカー）
評価：心理的苦痛のスクリーニング 診断時、治療中、治療終了時、再発時といった、がんの経過において重要な局面で行う。その際、がんが日常生活、気分、家族関係、仕事に及ぼす影響についても評価する。その際、良い悪いといった判断をすることなく積極的に傾聴し、心配や感情を引き出す。より深刻な苦痛を有する患者は心理的介入の専門家へ紹介する。 介入：問題解決技法のような心理技法 患者が置かれたつらい状況に対処するために問題解決療法などの心理療法を含む。
レベル 3：訓練と認定を受けた専門家（臨床心理士）
評価：心理的苦痛の評価と精神疾患の診断 心理的苦痛の重症度（中等度～重症）を識別し、重篤な場合には精神科医に紹介する。 介入：系統的で理論的な枠組みに照らし合わせたカウンセリングと心理療法（不安マネジメント、解決志向的アプローチ） 不安マネジメントや解決志向アプローチを行う。軽症から中等度の不安、抑うつ、怒りといった心理的苦痛を扱う。がんに伴う治療、対人関係、医療者との関係、実存に関する問題に対しても適切に対応する。
レベル 4：精神保健専門家（精神科医、臨床心理士）
評価：精神疾患の診断 重症の気分障害、人格障害、薬物乱用、精神病性障害を含む、複雑な精神的問題を評価する。 介入：薬物療法と心理療法（認知行動療法） 抑うつ・不安、器質的脳障害、重篤な個人内の問題、アルコール・薬物関連の問題、人格障害、精神病性障害を含む中等度から重症の精神疾患に対して心理学的、精神科的介入を行う。

17) The National Institute for Clinical Excellence: Guidance on Cancer Services. Improving Supportive and Palliative Care for Adults with Cancer. The Manual. 2004. より抜粋

レベル1の介入が適切に行われれば、レベル2以上の心理的苦痛を予防することも可能である。わが国の現状ではレベル3以上に対応可能な臨床心理士や精神科医が不足しているが、レベル1はがんの全経過を通して心のケアの基盤となるため極めて重要である。

英国と日本では、医療システム、医療者の受ける教育や職務範囲など異なる点も多々あるが、大きな枠組みとしてみるとわが国におけるサイコオンコロジーの実践に応用可能であると思われる。以下の段落ではレベル1から4それぞれに求められるサイコオンコロジーの実際を概説する。

レベル1：全ての医療者

コミュニケーション

がん医療に携わる全ての医療者に必須のサイコオンコロジーの実践はコミュニケーションである。がん医療においては、通常の診療で用いられる基本的なコミュニケーション（表2-4参照）、悪い知らせを伝える際の難しい面談で用いられるコミュニケーション、難しい患者や家族へ対応する際に用いられるコミュニケーションがある。頭頸部がんや脳腫瘍などでは、がんや治療の影響による機能障害により言語的コミュニケーションが困難な場合がある。そのような場合には、コミュニケーションが量的にも質的にも阻害されがちであるため、筆談など言語的コミュニケーションの工夫に加え、表情の変化や身振り、語調など非言語的コミュニケーションにも注意を向けて気持ちを汲み取り、また、家族から情報を得るなどの工夫と、根気強く信頼関係の構築に努めることが必要である。

がん医療において、コミュニケーションが特に患者の心理状態に影響を及ぼすのは悪い知らせを伝える際で

表2-4　基本的なコミュニケーション技術

コミュニケーションの準備	
・身だしなみを整える	・静かで快適な部屋を設定する
・座る位置に配慮する	・挨拶をする
・名前を確認する	・礼儀正しく接する
・時間を守る	・ことわりを入れて電話にでる
話を聞くスキル	
・目や顔を見る	・目線は同じ高さに保つ
・患者に話すよう促す	・相槌を打つ
・患者の言葉を自分の言葉で反復する	
質問するスキル	
・Yes/No で答えられない質問（オープン・クエスチョン）を用いる	
・病気だけではなく患者自身への関心を示す	
・わかりやすい言葉を用いる	
共感するスキル	
・患者の気持ちを繰り返す 例：「死にたいぐらいつらい」のですね	
・沈黙（5～10 秒）を積極的に使う 例：患者が発言するのを待つ	
・患者の気持ちを探索し理解する 例：どのようにお感じなっているか教えていただけますか？	
応答するスキル	
・患者が言いたいことを探索し理解する	
・患者の言葉を言い換えて理解したことを伝える	
・説明的な応答をする	

ある。悪い知らせとは、「患者の将来への見通しを根底から否定的に変えてしまう知らせ」である。[18] がん医療においては、難治がんの診断や再発、積極的抗がん治療の中止といった知らせが含まれる。がん対策基本推進計画の中にも、「がん医療における告知等の際には、がん患者に対する特段の配慮が必要であることから、医師のコミュニケーション技術の向上に努める」と謳われている。悪い知らせが伝えられると患者は動揺し、心理的苦痛を経験する。積極的に傾聴し、心配や感情を引き出すことは、心理的苦痛のスクリーニングとしても有用である。

　悪い知らせを伝える際には、今後の治療方針についての話も同時に行われることが一般的である。インフォームドコンセントを前提としたがん医療においては、診断を含む、主に患者にとって良くない情報が説明され、患者の同意をもって医療が提供される。インフォームドコンセントの「説明と同意」、あるいは「説明された上での同意」という和訳を、人の心の機能を表す「知・情・意」に准えてみると「説明」を受けて「同意」に至る間に「情」が抜け落ちていることがわかる。知識として説明を頭で理解できても、気持ちの上で納得できなければ、心から同意できない。そのため十分な情報提供と共に気持ちへの配慮が重要である。納得した上での同意でない場合には、その後のストレスが高まる、コンプライアンスが悪くなるなど問題が生じることがある。

悪い知らせを伝える際のコミュニケーションのポイント

わが国のがん患者が望む「悪い知らせを伝えられる際のコミュニケーション」は「支持的な場の設定(Supportive environment)」、「悪い知らせの伝え方(How to deliver the bad news)」、「付加的情報(Additional information)」、「安心感と情緒的サポート(Reassurance and Emotional support)」という四要素で構成されている[19〜21]。これらの要素(SHARE)を面談の時間軸に沿って起承転結の構成で簡単にまとめる(表2-5参照[22])。

難治がんの診断を伝える面談、再発を伝える面談、積極的抗がん治療を伝える面談とそれぞれの面談で、また、医師、看護師、薬剤師など職種によって強調されるコミュニケーション技術は異なる。さらに、全ての患者が望むコミュニケーションが存在する一方で、患者ごとに意向が異なるコミュニケーションが存在する。常に心がけるべきことは、目の前の患者の意向を把握し、患者の意向に副ったコミュニケーションを実践することである。

コミュニケーションは長らく人間性や経験によるものと考えられてきたため、医学教育には取り入れられてこ

表 2-5　悪い知らせを伝えるコミュニケーション技術

起	面談までに準備する ・事前に重要な面談であることを伝えておく ・面談の重要性に対する患者の認識を高めるために家族の同席を促す。 ・プライバシーが保たれた部屋、十分な時間を確保する ・面談の中断を避けるために電話が鳴らないように配慮する ・面談中に電話に出る場合には患者や家族に一言断りを述べる ・身だしなみや時間遵守など基本的態度に留意する
	面談を開始する ・重要な面談に際して患者は緊張しているため、面談の始めからいきなり悪い知らせを伝えない ・患者の気持ちを和らげる言葉をかける ・経過を振り返り病気の認識を確認する（悪い知らせを伝えられる患者の精神的ストレスの大きさは、患者の理解や期待と医学的現実とのギャップの大きさにも影響を受ける） ・患者が使う語彙に注意を向け、現実とのギャップの埋め方や何をどの程度伝えるかという戦略を立てる ・聴くスキル（オープンクエスチョン、アイコンタクト、患者の話を遮らない、患者の言葉を繰り返すなど）を使用して患者の気がかりを聞き出す ・家族にも同様に配慮する ・他の医療者を同席させるときは患者の了承を得る
承	悪い知らせを伝える ・心の準備のための言葉をかける ・わかりやすく明確に伝える（がんを伝える際にはあいまいにせず「がん」という言葉を用いる） ・感情を受け止め、気持ちをいたわる言葉をかける（沈黙、探索、保証、共感の言葉） ・写真や検査データを用いる、紙に書く ・患者の理解度を確認し、速すぎないか尋ねる ・質問や相談があるかどうか尋ねる
転	治療を含め今後のことについて話し合う ・標準的な治療、とりうる選択肢について説明する ・推奨する治療法を伝える ・がんの治る見込みを伝える ・セカンドオピニオンについて説明する ・患者が希望を持てる情報も伝える ・患者の日常生活や仕事、利用できるサポートについて話し合う
結	面談をまとめる ・要点をまとめる ・説明に用いた紙を渡す ・今後も責任を持って診療にあたること、決して見捨てないことを伝える ・患者の気持ちを支える言葉をかける

なかった。しかし近年、経験や知識だけでは変容しない一方で、学習により変容可能なことが示され、医療者に必須の技術として捉えられるようになっている。学習方法としては、講義とロールプレイで構成された二〜四日間のコミュニケーション・スキル・トレーニングがコミュニケーションの向上に対して有効であることが報告されている。[23] 知識だけでは行動に移すことは難しいため、ロールプレイを含む学習が望まれる。

がん患者の心理的苦痛

がん患者は治療全般を通してさまざまな精神症状が出現する。主な症状の一つは抑うつ状態（大うつ病、適応障害）である。抑うつ状態は治療のあらゆる時期に出現し、わが国における有病率調査では、大うつ病4〜7％、適応障害5〜35％と報告されている。[24〜32] 一般的にがんの進行に伴い、有病率は上昇する。乳がん、前立腺がん頭頸部がんなどにおいては、手術に対する不安感に加え、手術後にもたらされる容貌や機能の喪失に対する抑うつが出現する。

がん医療において、抑うつの診断・治療の重要性が強調されるのには、いくつかの理由がある。第一に、有病率が高いにもかかわらず見落とされがちなことである。がん患者の場合、身体治療中であることから、患者自身も医療者も抑うつに伴う身体症状をがんに付随する症状や治療に伴う有害事象として捉えがちであること、心理的な症状を軽視しがちであること、精神症状を評価することにためらいがあることにより、抑うつ状態が過小評価される。近年入院期間が短縮され、通院治療が増加する中、患者の心理的変化は医療者からますます見逃されやすくなっている。第二に、自殺やＱＯＬの低下を招くことが挙げられる。がん患者の自殺率は一般人口に比べて男性1.6倍、女性2.1倍、がん診断後三〜五カ月に限ると4.3倍と高い。[33] さらに頭頸部がん患者では一般人口の11・

4倍（自殺率：約0.3％）と非常に高いことがメタアナリシスで報告されている。[34] 自殺企図や希死念慮の背景要因として、抑うつ状態や疼痛、ソーシャルサポートが乏しいことが指摘されている。自殺に至らない場合にも、無価値感や自殺念慮により積極的抗がん治療を拒否する可能性も示唆されている。また、患者が抑うつ状態であること自体が家族の精神的苦痛を悪化させる。第三に、がんに伴う器質的因子（例えば、脳転移や腫瘍随伴症候群、高カルシウム血症、疼痛が適切に緩和されていないこと、ステロイド・インターフェロン・抗悪性腫瘍薬・降圧薬・全脳照射などの医原的要因など）が抑うつ状態を引き起こすことが示唆されている。最後に、危険因子としての加齢がある。加齢は発がんの危険因子であるが、同時に大うつ病や自殺の危険因子でもある。高齢者の抑うつの場合、抑うつ気分を自覚することが少なく、代わりに興味の喪失や認知機能の低下（記憶力の低下、集中困難）、身体的な不定愁訴を訴えることが多い。

レベル2：心理的知識を有する医療者

抑うつのスクリーニング

有病率は高いが過小評価されがちな点から、抑うつへのスクリーニングの有用性が指摘されている。日本で妥当性が確認されているがん患者への簡便なスクリーニングに、つらさと支障の寒暖計がある（図2-7参照）。[35,36] 清水ら（Shimizu. et al）は、つらさと支障の寒暖計を用いて、看護師がスクリーニングを行い、カットオフポイント（つらさ：4点、支障：3点）を超えた患者に精神科受診を推奨するという介入を実施すると、実施しない時よりも精神科受診率（介入未実施時2.5％、実施後11・5％）が高いことを報告している。[36] このような結果から、スクリーニングの臨床導入が推奨される。スクリーニングの導入が困難な場合にも、診療中に、次項に示す診断基準の一

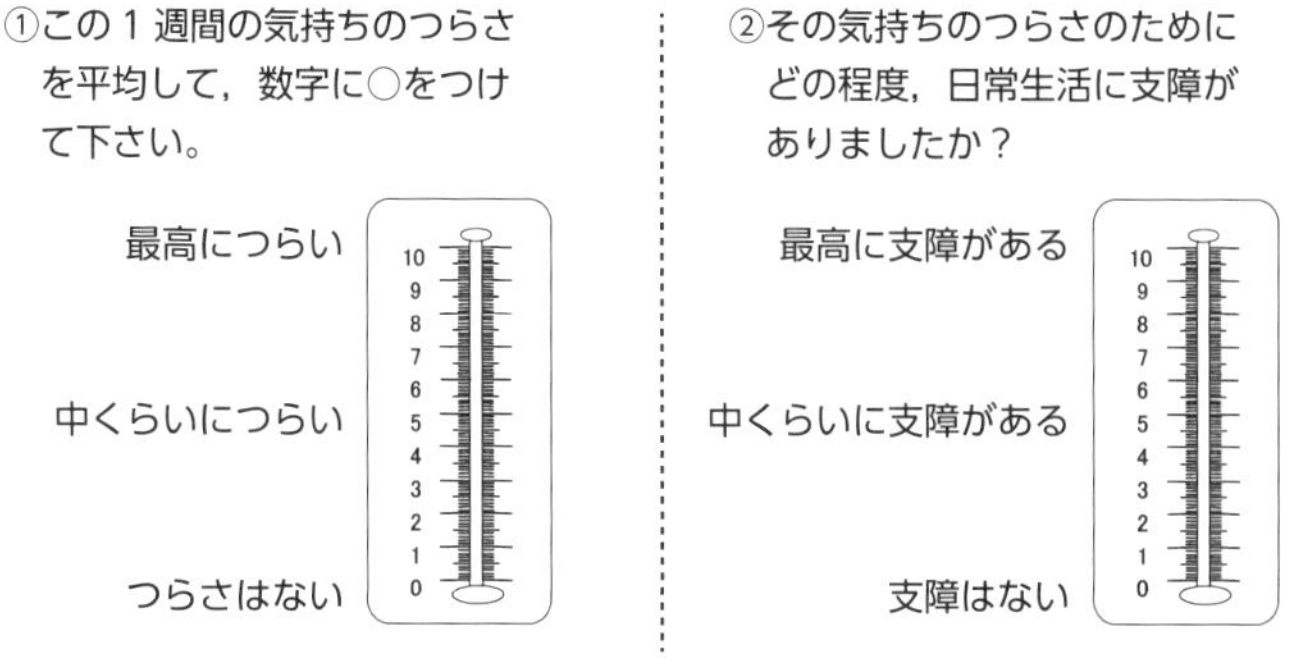

※カットオフポイント：つらさ＝4点，支障＝3点

図 2-7　つらさと支障の寒暖計

つである、興味・喜びの減退（例えば、「毎朝の日課だった新聞を読む気がしない」など）が患者から訴えられた場合には、精神保健の専門家に相談することが望まれる。精神疾患や精神医療に対して否定的な感情や心配を表出する患者や家族に対しては、表2-6に示すように表出された心配や否定的感情について共感を示しながら、医学的必要性を伝えることが重要である。

レベル3以降：訓練と認定を受けた専門家および精神保健専門家

レベル3以降は、専門家によるより詳細な心理的苦痛の評価と精神疾患の診断が行われ、介入方法も高度なスキルが求められる。以下にその要点を示す。

抑うつの診断

アメリカ精神医学会の精神疾患の診断・統計マニュアル（DSM-5[37]）によるうつ病の主な症状を表2-7に示す。うつ病の身体症状はがんに伴う症状や抗がん治療に伴う有害事象としても出現しうるが、一般に抑うつが過小評価されることを考慮すると、身体症状の原因に関わらず、診断項目に含めることが推奨される。

表 2-6　精神科受診の推奨例

患者の精神疾患・精神医療に対する心配、否定的感情	回答例
・「私が弱いから気持ちが落ち込むのです」	・・・（沈黙）・・・一人でそんな思いを抱えて、つらかったでしょうね。夜眠れない、気持ちが落ち着かないことは多くの患者さんが経験されますよ」
・「気の持ちようでどうにかなります」	「気持ちの問題に対していろいろ試してみても上手くいかないときには、専門家に相談するのも一つの方法ですよ」
・「今はがんの治療で精一杯で精神科に相談どころではありません」	「気持ちの問題に対処することはがんの治療に取り組んでいくためにも重要なことですよ」
・「精神科に行っているなんて他の人に知られたくないです」	「カウンセリングで話したことや話した内容が他の人に伝わることはありませんよ」
・「何を話していいかわかりません」	「今、私に話してくれたことをそのまま話してみてはいかがですか」
・「人に話したからって問題が解決するわけではありませんから」	「話したからといって解決しないかもしれませんが、誰かに聞いてもらううちに気持ちが楽になったり、整理できることはありますよね」
・「薬に頼りたくない」、「精神科の薬は依存症になるのではないですか」	「必ず薬を使うとは限りませんし、不安な気持ちや落ち込んだ気分を和らげるためにお薬を勧められたら、お薬に対する心配をお話してみてはいかがでしょうか」
・「今はまだ大丈夫です」	「必要だと思われたときにいつでもご相談ください。また私からも時々うかがいますね」

表 2-7　うつ病の症状（DSM-5）

症状	具体例
気持ちの落ち込み	・ほとんど 1 日中憂鬱な気持ちが続く 涙もろくなり、毎日のように泣いてしまう
興味・喜びの喪失	・テレビを見たり本を読んでも面白くない ・普段楽しめることが全く楽しめない ・普段笑えるようなことでも笑えない ・家族や友人と会っても楽しいと思えない
体重減少、食欲低下	・抗がん剤の副作用に関わりなく食欲がない ・1 ヶ月に 5%以上体重が減少する ・何を食べてもおいしいと感じない ・砂をかんでいるように感じる
睡眠状態の変化	・寝つきが悪い ・夜中に何度も目が覚め、もう一度眠るのに時間がかかる ・朝方早く目が覚めて、もう一度眠ることができない
焦燥感、 精神運動制止	・いらいらする ・他の人から気づかれるほど、そわそわ落ち着かない ・考えるスピードや、動作、会話が普段に比べて遅くなってしまう状態が続く
倦怠感、気力低下	・1 日中何もする気にならない ・普段普通にできていたことでも、すぐにだるくなってしまう
無価値感、罪責感	・自分に価値がないと感じる ・以前の出来事について、くよくよと自分を責める ・がんが以前の出来事の罰だと感じる
思考・集中力の減退	・仕事をしても手につかない ・食事の献立を決めることができない ・新聞を読んでも内容が頭に入らない ・考えばかり空回りしてしまい、物事の決断ができない
希死念慮	・つらいので死んでしまいたいと繰り返し考える ・自殺の方法を具体的に考える
・上記の症状のうち、気持ちの落ち込み、興味・喜びの喪失のいずれかの症状を含み、5 つ以上の症状が同時にほとんど毎日、2 週間以上続く場合には、うつ病を疑う。 ・食欲低下、睡眠状態の変化、倦怠感、集中力の低下などは、がんに伴う症状や抗がん治療に伴う有害事象としても出現しうるが、一般に抑うつが過小評価されることを考慮すると、身体症状の原因に関わらず、診断項目に含めることが推奨される。	

抑うつの治療

抑うつに対する治療として代表的なものは薬物療法と心理療法である。薬物療法の際には身体症状を繰り返し評価し、便秘、せん妄などの有害事象を注意深く評価する必要がある。薬物療法は効果が表れるまでに時間を有することもあり、予後が短い場合には十分な治療が困難な場合もある[38]。

一方、心理療法は支持的精神療法や認知行動療法がある。がん患者への抑うつ・不安に対する心理療法のレビューによると、有用性は強く支持されるとはいえないものの、その施行が考慮されうる治療であることが示されている[39]。まずは薬物療法の適用を考慮するが、抑うつが重篤ではなく薬物療法が必要ない場合や薬物療法を望まない場合、あるいは薬物療法が行えない場合には心理療法単独で、あるいは抑うつが重篤な場合には薬物療法と組み合わせることにより、抑うつを軽減することが可能であると考えられる。

せん妄

抑うつと並ぶ、がん患者の心理的苦痛の代表例はせん妄である。DSM‐5によるせん妄の主な症状を表2-8に示す[37]。せん妄は軽度から中等度の意識混濁に幻覚、妄想、興奮などの精神症状を伴う意識障害である。記憶が定かでなかったり、会話が食い違ったりすることが多いことから、認知症と間違われることがあるが、急速に症状が出現する点、症状が動揺する点、原因に対応することにより症状が改善される点において認知症とは異なる。

治療は、第一に原因の同定と原因に対する治療（例えば、低酸素に対する酸素投与、電解質異常に対する補正、感染症の治療など）である。頻度の高い原因は、オピオイド、脱水、電解質異常である。興奮、幻覚、妄想に対する薬物療法としては抗精神病薬が用いられる[40]。

薬物療法以外では、ベッド柵を乗り越える、点滴・ドレーンを抜く、偶発的な自傷行為などの行動の危険性を

表2-8　せん妄の症状（DSM-5）

診断基準	症　状
注意、意識の障害	・一つの話を続けることができない ・ちょっとした刺激で注意がそれてしまう ・逆に話題が切り替わっても前の話が続いてしまう ・質問していても覚醒が保てず、すぐにうとうとしてしまう
認知の障害	・最近の記憶が曖昧 ・数分前に話したことを覚えていない ・時間（真夜中なのに朝だと思う）と場所（病院にいるのに自宅にいると思う）に関する見当識を失っている ・物の名前を言ったり、書いたりすることが下手になる ・誤解（他人に対する関係のない呼びかけを自分に対するものと思う）、錯覚（カーテンの陰を人影と勘違いする）、幻覚（実際にはいないのに人がいるのが見える）がある（現実のものと確信し、不安・興奮の原因となる）
症状が短期間（数時間〜数日）に出現、変動	・午前中は協調的な人だったのに夜になると点滴を抜いたり、部屋から飛び出そうとする
一般身体疾患の生理学的結果により引き起こされたという所見	中枢神経に対する ・直接的原因（脳転移など） ・間接的原因（代謝性脳症、電解質異常、感染症、薬剤の有害事象、アルコール離脱など） 原因は一つではなく、複合的なものであることが多い

評価し、危険物を撤去したり（拘束感を与える点滴ラインや尿道カテーテルの留置はなるべく控える）、頻回に訪床するなど安全性を確保する。身近な家族の訪問や自宅に近い安心できる保護的環境の設定、見当識が良くなるようカレンダーや時計を置く、昼はカーテンを開けて昼夜のメリハリをつける、目や耳が不自由な場合には眼鏡や補聴器をつけるなど環境調整も有用である。また、せん妄の症状によって、患者本人、あるいは家族が動揺することがあるため、せん妄の原因や成り立ち、せん妄の症状（特に失見当識、幻覚、妄想）などについて根気よく説明するといった教育的介入も同時に行われることが重要である(40)。

アルコール／タバコ関連の精神医学的問題

一部の患者にはアルコール関連の精神医学的問題（アルコール依存症、アルコール離脱症状、振戦せん妄、幻覚、健忘など）が見られることがある。これらはアドヒアランスを下げる要因である。また、アルコール依存は抑うつの危険因子でもある。そのため早期からの適切な対応が望まれる。離脱反応の管理目標は、症状の軽減、合併症（特に痙攣）のコントロールである。[41]

また、タバコの離脱の一般的な症状は、易刺激性、不穏、睡眠障害、頭痛、集中力と記憶の障害、不安、喫煙願望である。これらの症状にはニコチンパッチなどの禁煙補助薬が用いられる。抗不安薬やリラクゼーションが症状軽減に有効なこともある。現在、禁煙専門外来は保険適応になっており、禁煙補助薬と代替療法を組み合わせた禁煙プログラム（例えば、ニコチンパッチ＋認知行動療法など）も行われている。[42]

自殺

我が国の一般病院を対象とした調査によると、29％で自殺事例が認められており、疾患別では悪性腫瘍が35％を占めることが示された。[43] 終末期のがん患者の場合、10～20％の患者に希死念慮を認め、疼痛などの身体症状、うつ病、絶望感などの心理状態、社会的な支援の乏しさなどさまざまな要因が関連している。[44～47] 希死念慮の背景にある苦痛を理解することが重要である。心理士を含む多職種からなる包括的緩和ケアを受けた終末期がん患者の自殺死亡率は一般人口と比して高くないことも示唆されており、[48] 適切な支援により自殺に追い詰められるほどの苦痛を軽減し、自殺を予防できる可能性が示唆されている。

心理療法

がん患者に見られる心理的苦痛としては、前述した診断後の抑うつ・不安に加え、再発不安、実存的苦痛などがあり、心理療法的介入を希望する患者も多いことが示唆されている。[49] これまで、海外を中心にさまざまな心理療法ががん患者に対して行われており、その有用性が示唆されている。[50] 例えば、乳がん患者のがんへの適応やコーピングを扱うグループ療法、痛みなど身体症状の緩和を目的とした認知行動療法、早期がん患者の不安への対処としての漸進的筋弛緩法、がん患者、家族の心理的苦痛への問題解決療法、終末期がん患者の実存的苦痛に対する回想法、ディグニティセラピー、ナラティブセラピー、家族との葛藤を扱う家族療法などである。しかしながら、批判的に吟味した系統的レビューは、内的妥当性を厳しく設定すると有用性を示した研究数が減少する傾向が認められたことから、推奨される介入法はないとの結論づけており、[51] 質の高い無作為化比較試験によるデータの蓄積が課題となっている。

4　新たな課題

二〇〇七年のがん対策推進基本計画の策定から五年が経過した二〇一二年に、がん対策推進基本計画の見直しが行われた。前基本計画では、がん診療連携拠点病院の整備や緩和ケア体制の強化、地域がん登録の充実、がん年齢調整死亡率の減少傾向など、一定の成果が得られた。一方で、小児がんや、がん患者の就労を含めたサバイバーシップなどへの対策が新たな課題としてとして取り組まれることになった。そのいくつかについて概観する。

小児がん

我が国において小児がん罹患者は年間二〇〇〇～二五〇〇人ほどであり、全年齢におけるがん患者の1％未満であるが、年齢階級別での死亡順位では上位を占めている。治療に対する反応は良好な場合が多く、手術、化学療法、放射線療法を組み合わせた集学的治療により70～80％で治癒が望める状態である[52]。しかし長期間にわたる入院を含む治療が一般的なため、がんや治療に伴う痛みや神経認知学的影響、感情コントロールの困難といった心身への影響や苦痛に加え、社会活動や学業を制限されることに伴う心理的な負担も大きな問題である。評価は年齢によっては困難な場合もあり、評価法は年齢に応じて適切なものの採用する必要があり、介入は短時間で行うことを求められることもあるなど、成人とは異なることが多々ある。また家族にとっても大きな問題であり、支援が必要となる。小児病棟では、医療者に加えて、院内学級の教諭や保育士、チャイルドライフスペシャリストなどさまざまな専門家との連携も重要である。

サバイバー、サバイバーシップ

医学の進歩に伴い、がんに罹患しても長期生存者が増加する中で、患者のＱＯＬの向上ががん医療の中で大きなテーマとなり、サバイバー、サバイバーシップの概念が注目されてきた。狭義の概念では、サバイバーはがんを治癒した患者を指したが、現在ではがん治療中から、あるいは患者を支える家族も含めサバイバーと呼ぶ。サバイバーシップとは、サバイバーががんと診断された時から人生の最後まで、がんを乗り越え、あるいは向き合いながら生きていくことと定義され、身体・心理・社会あらゆる問題を対象としている[53]。

長期生存者の抑うつの有病率やＱＯＬに関しては、一般人口と差がないことが報告されている[54]。一方で、心理的な問題をより多く抱えており、特に、再発不安や子どもががんになるのではないかという懸念といった心のケアへのニーズが高いことが示唆されている[55]。また、就労や社会復帰といった社会的な問題、治療に伴うリンパ浮腫や認知機能障害、疼痛、倦怠感といった症状が慢性的な経過をたどることもあるといった身体的な問題を抱えることもある。[56] そのため、多面的な評価と介入が求められる。

家族・遺族ケア

我が国においては、がん告知や治療の意思決定など患者中心になりつつあるが、永らく家族主体に行われてきた経緯があり、患者の意向として「家族と一緒に」話し合うことが最も多く選択されることが示唆されている。[20] がんや死別は家族にとっても大きな影響を及ぼす。これまでの研究から、不安や抑うつ[57]、熟眠困難感[58]の有症率が高いことなどが報告されている。[59] そのため、家族は「第二の患者」とも呼ばれ、心理的な支援の対象となっている。

家族に対する心理的介入として有用性が報告されているものとしては、配偶者に対して患者の症状管理やサービスなどの情報提供[60]、小児がん患者の両親に対する認知行動療法[61]、家族機能が低い家族を対象とした問題解決と感情共有を組み合わせた家族療法[62]などが挙げられる。

遺族に生じる特徴的な心理反応としては、故人への思慕や自責感といった悲嘆反応がある。一部の遺族は強度の悲嘆が持続するため支援が必要である。病的悲嘆への有効な介入法として心理教育と曝露法を組み合わせた介入[63]、問題解決と感情共有を組み合わせた家族療法[62]、認知療法[64,65]などが報告されている。

5　おわりに

ここでは、がん患者、家族が経験する心理的苦痛の評価とその基本的対応について述べた。がんの診断時から治療・終末期まであらゆる時期において抑うつや不安といった心理的苦痛を経験したり、就労や対人関係などの社会的な問題に直面する。がん患者と家族への心理社会的な問題の評価と介入は医師のみならず看護師、ソーシャルワーカー、心理士などコメディカルが協働して役割を担っている。今後、ますますがんに伴う治療や社会的背景が多様化することが想定されるため、コメディカルのさらなる活躍が期待されている。

コラム　がん患者、家族、周囲のひとができること

前述したように、我が国では二人に一人ががんに罹患することから、自らががんとなったときに、あるいは家族や周囲の人ががんになったときに、自分に何ができるか考える人も少なくない。食事は毎日の生活の中にあり、できることの一つである。病院の中には、栄養士による料理教室を開催しているところもある。また、エクササイズも自ら取り組めるもののひとつである。運動療法、特にエアロバイクやウォーキングなどの軽い運動がだるさなどの身体的QOLに有効であることが報告されている(1)。

がん治療の進歩に伴い、がんを克服し、その経験を他の患者さんのために生かしたいと考える人もいる。そのような中で、がんのピアサポートに関する取り組みが、自治体やNPOを中心に行われている。ピアサポーターは、自らがんを経験していることに加え、自らは精神的に健康であり、がんに関する知識をある程度有し、他の患者や家族のがんについての思いや悩みに真摯に耳を傾けることが求められる。そのため、養成講習会でがんの知識やコミュニケーション・スキルを専門家から学び、修了者ががん診療連携拠点病院などで開かれているサロンなどで活躍している。また、患者・家族、あるいは遺族が集う患者会や自助グルー

プも数多くあり、がん体験のすべての時期に活用できる[2]。対象がオープンなものもあるが原発部位の種類により限定されているものもあり、全体的に都市部以外には資源が少ない。その内容は、プログラムや期間が決まっているものから、さまざまなイベントに自由に参加するものなど多岐にわたる。運営に関しても患者や家族中心のものと専門家によるものがある。予め情報を収集し、自らに合ったものに参加することが推奨される。これまでの研究により、対面や電話でのカウンセリング、対面やインターネットを用いたグループカウンセリングなどにより、利用者の心理社会的なＱＯＬに対する有効性についての結論は出ていないが、満足感が高くなることが示されている[3]。

（1）Bergenthal N, et al.: Aerobic physical exercise for adult patients with haematological malignancies. Cochrane Database Syst Rev.;11 : CD009075, 2014.

（2）National Institute for Clinical Excellence : Psychological support survices. Improving supportive and palliative care for Adults with Cancer. pp74-85, National Institute for Clinical Excellence, London, 2004.

（3）Hoey LM, et al.: Systematic review of peer-support programs for people with cancer. Patient Educ Couns. 70 : 315-37, 2008.

Ⅲ　犯罪被害後の心理とケア

1　はじめに

医療の現場でも犯罪被害後の適切なケアが求められることになる。犯罪には、殺人、強盗、性犯罪、傷害、交通事故のように、身体的に多大なダメージを与えるものが多くあり、身体に傷を負うような犯罪に巻き込まれた人は、外科的な治療のために病院を訪れることになる。一方で、身体的な受傷の程度は軽くても精神的後遺症が残ることによって、心身に不調をきたし病院を受診する人もいる。このような出来事に遭遇すると、心理的にも非常に強い脅威や恐れや無力感を感じることが多く、その場合には長期的に影響を受けることにつながることが知られている。しかし、実際の医療現場ではどう対応したらよいかわからないことが多いのではないだろうか。

この章では、犯罪被害等に遭った患者が、心理的にどのような状態にあり、どのような配慮がなされることで回復を促進するのかを考えていくことにする。

2　犯罪被害とは

用語の定義

「犯罪被害」という言葉を聞いてイメージするものは、人によってそれぞれ共通する部分や異なる部分があるだろう。犯罪被害後の被害者の権利利益の保護のために、平成一六年に制定された「犯罪被害者等基本法」という法律では、「犯罪やそれに準ずる心身に有害な影響を及ぼす行為」を「犯罪等」と定義しており、「犯罪等により害を被った者及びその家族又は遺族」を「犯罪被害者等」としている。(66) 犯罪に〝準ずる〟と記載されているように、犯罪とまではいえないものや、司法機関により立件がなされなかったものであっても、その行為によって被害者が心身に有害な影響を受けた場合には、回復のための支援が必要となる。この章でも、犯罪被害については犯罪被害者等基本法と同様に、他者から犯罪等の有害な行為を受けた人として、論を進めていくこととする。

3　犯罪被害後の影響　時間的な経過と反応

犯罪は、多くの場合、ある日突然予期せず起き、そして、犯罪を起こす側に悪意や過失、あるいは他者に危害が及ぶかもしれないと認識しながらもその行為を行おうという意思が存在するのが特徴の一つである。被害に遭った多くの人は強い恐怖や戦慄を覚え、その結果、物理的・心理的安全が脅かされる。さらに、犯罪の結果、人が亡くなったり健康な身体を失ったりといった喪失体験を伴う。他者の悪意や意思を介在して大切なものを喪失する体験は、非常に理不尽なものである。

このような犯罪被害の後に、心理的にどのような影響が生じるかについて、初期・中期・長期の各時期に分けて概説する。ここでは、各時期の目安について、初期を直後から一カ月程度、中期を約一カ月後〜一年、長期をそれ以後とするが、心理的プロセスは各個人によって異なることも少なくない。また、裁判などの司法手続きの進行によって影響も受けるため、あくまでも目安としていただきたい（図2-8）。

初期

被害の直後には、犯罪によって起こった強い衝撃のために、強い恐怖や不安といった大きな感情の変化や、動

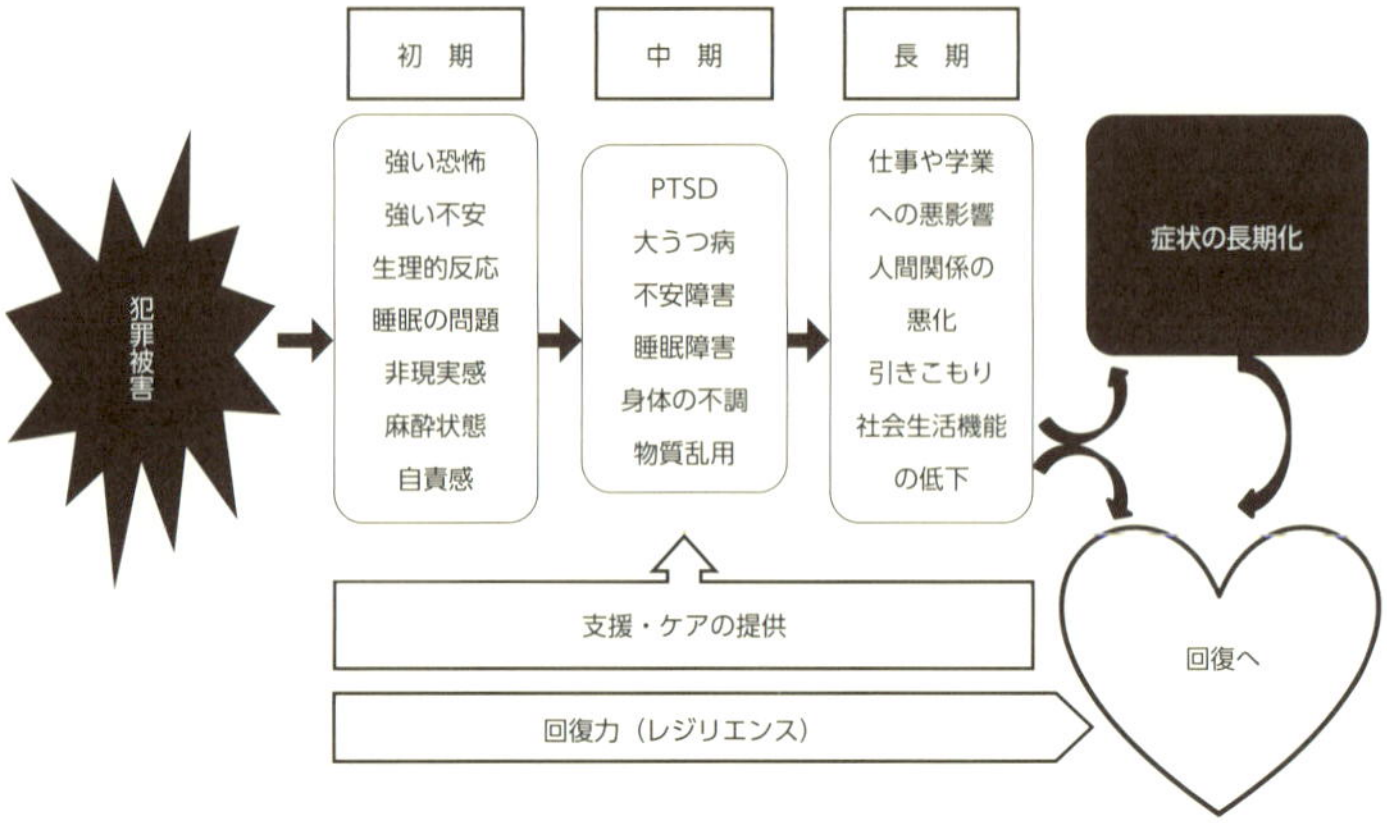

図 2-8　犯罪被害後の時間経過による心理的反応

悸などの生理的反応が生じることがある。逆に、被害にあったことが信じられない、現実と思えない非現実感や、感情や痛みを感じない麻痺状態などが起こる場合もある。さらに、犯人ではなく自分を責めたり、被害に遭った自分を恥ずかしいと感じることもある。このような状態になると、被害者はどうしてよいかわからず混乱したり、自分がおかしくなったのではないかと感じることも多くある。しかし、これらの反応は多くの場合、犯罪というあまりに重大な出来事によって生じた反応「異常な事態に対する正常な反応」と考えられる。

　精神科的な問題としては、「急性ストレス障害（Acute Stress Disorder）」に代表される反応が多く生じる。急性ストレス障害とは、DSM-5によると、非常に強い心的外傷体験（自然・人為災害、犯罪や性的・暴力的被害、ドメスティック・バイオレンス〈DV〉、虐待、戦闘体験といった自分自身あるいは身近な人の安全や生命が脅かされる体験のこと）の後に、再体験（外傷的な体験を繰り返し想起したり、それに関連した夢を見る）、回避・麻痺（外傷体験に関連のあるものを避ける、感情を感じにくくなる）、覚醒亢進（過度な警戒や驚愕反応、不眠、集中困難）、認知の陰性変化（自分や世界に対する否定的な信念や予想、トラウマ体験に関する過剰な自責感情や他責感情）、解離症状（トラウマに関連する重要事項の想起不能など）といった症状が三日以上続く場合を指す(67)。

中期

被害から一カ月を過ぎても急性ストレス障害の症状が続き、さらに、日常生活や社会、職業における機能の障害を引き起こしている場合、心的外傷後ストレス障害（Post Traumatic Stress Disorder：ＰＴＳＤ）と診断される。また、何もやる気が起こらないなどのうつ状態、日々の生活が不安に感じる不安症、身体の不調も問題となる。さらに、不眠や抑うつをおさめるためにアルコールや薬物の乱用に陥ることもあり、注意が必要である。

長期

これらの症状が長く続くと、生活上の問題をきたすことになる。症状のため、仕事や学業の継続が困難になることが考えられる。さらに、症状のためであっても、仕事や学校をたびたび欠勤したり遅刻や早退を繰り返すことになれば、信用を失ったり人間関係への悪影響が生じ、復帰がますます妨げられることになる。このようにして仕事を失った場合、仕事を失うことは収入を失うことになるので、自立した生活を送ることが困難にもなる。また、学生の場合でも、学校を退学することになれば、将来の計画がそれまでのものと異なってくる。このように、精神的な症状が生活や対人関係に影響すると、引きこもりや社会的な孤立に発展する可能性が生じる。

4　犯罪被害の心理的な影響

こころの反応は、さらに「身体」、「感情」、「行動」、「認知」の四つの領域に分けて考えることができることは第1部-Ⅱで述べた。ここでは、それぞれの領域において犯罪被害後に生じることの多い変化について解説する。

身体の変化

心理的な苦痛は身体にも表れる。特に子どもの場合は、言葉で自分の状態を理解し、説明することが得意でないために、身体の反応として表されることが多い。身体の反応としては、頭痛や腹痛など身体の痛み、微熱が続くなどの発熱、身体の震え、めまい、動悸や過呼吸など呼吸の調節に関する症状、身体のこわばり、身体がほてるまたは冷たくなるなど体温調節の問題、消化器症状などがある。他にも、寝付くことができない、途中で目が覚める、朝早く目が覚める、眠りが浅いなど不眠の問題、食欲不振や暴飲暴食など摂食の問題、元々持っていた持病（アトピーなどのアレルギー症状や高血圧など）の悪化などがみられる。

感情の変化

ここでは、「喜怒哀楽」のような、人の気持ちを直接表すような言葉を「感情」としている。犯罪被害のようなトラウマティックな出来事を経験すると、感情が非常に大きく動く。よく経験されるものとしては、強い不安や恐怖がある。また、事件のことを思い出そうとしなくても非自発的に侵入的に思い出すこともよく起こる。フラッシュバックや、悪夢も良く見られる反応である。悪夢は、まさに事件の内容を再現していることもあれば、事件の内容とは異なるが、強い恐怖や不快感を感じるようなものもありさまざまである。常に緊張して、実際には危険ではないものに対しても警戒しなければならないと感じたり、少しの音や刺激にも過剰な反応が出ることもある。常に緊張していると、集中することが難しくなる。強い感情とは逆に、喜怒哀楽の全てまたは一部分を感じないような麻痺の状態や、自分が自分の身体から離れているような、自分が自分でないような感覚を覚える解離の状態、今ここで起こっていることに対して現実感を持てないような症状も生じることがある。気持ちが落ち込んで抑うつ的になったり、事件を防げなかった自分に無力感を感じたり、事件が起こったことには何か自分に責任があったと自責感を持ったりすることもよく起こる反応である。

生活・行動面の変化

ここまでに説明したような症状が生じると、学校や仕事に出かけることが困難になることがある。強い恐怖や抑うつ症状のためになかなか自宅から出かけることができず遅刻を繰り返すことになったり、不安や恐怖のために道を歩いたり電車に乗ることが困難なために学校や職場にたどり着くことができなくなることもよく起こる。抑うつ的な気持ちのため、あるいは二次被害[*10]を避けるために人と会うことを避けることも非常に多く起こる。その結果として、対人関係の悪化にもつながることになる。仕事や学業を継続することが困難になり、休学や休職、あるいは退学や退職せざるを得なくなることもある。辛い気持ちを紛らわせたり、不眠を解消しようとするためにアルコールや薬物を使用したことから、飲酒量が増加したり、薬物に依存するようになることもある。このような苦しい心理状態から抜け出すために、心理的な苦しみを身体の痛みに置き換えようとしたり、こころの

＊10　二次被害の説明は後述しているので参照してほしい

混乱を鎮めるために自傷行為に至ることもある。また、自尊心が低下した結果、自身の身体的部分の評価に固執し、摂食を拒んだり、食べたものを嘔吐したり下剤を使って排出するなどの摂食障害に至ることもある。

考え方の変化

犯罪被害に遭った後は、考え方もそれ以前と比べて大きく変化する。大きく分けると、「自分」、「他者」、「世界」に対する見方や考え方が変化する。自分に対しては、自信や自分に対する信頼をなくし、被害に遭ったことや被害後の変化に対して「このようになった自分はだめだ」、「自分は弱い」などと考えるようになることがよく起こる。また、性犯罪被害の場合には、「自分は穢れてしまった」と感じることも多くある。他者に対しても信頼感を持つことができなくなることがよくみられる。犯罪被害は他者の意思（悪意など）が介在しているものであるため、「他者は信じられない」、「他者は私を傷つける」と考えるようになる。被害時の行動を咎められたり被害後の心情を理解されなかったことによって深く傷つく経験をすると、たとえ相手が加害者ではなくても、他者を全て危険なものであると認識することもある。

世界・世の中に対する考え方も変化する。被害以前には、意識的に考えることはなくても、ほとんどの人は、世界はある程度安全なところだと認識している。だからこそ、仕事や学業に集中したり、落ち着いて食事や睡眠をとることができるのである。しかし、被害に遭うと、これまでのように「世界は安全である」と考えることが難しくなり、被害という出来事に遭遇したこの世界のことを、「世界は危険だ」と考えるようになる。被害時に、または被害後に助けが得られなかったり、さらに傷つけられるような体験をした場合、この考えは一層強くなることが多い（図2-9）。

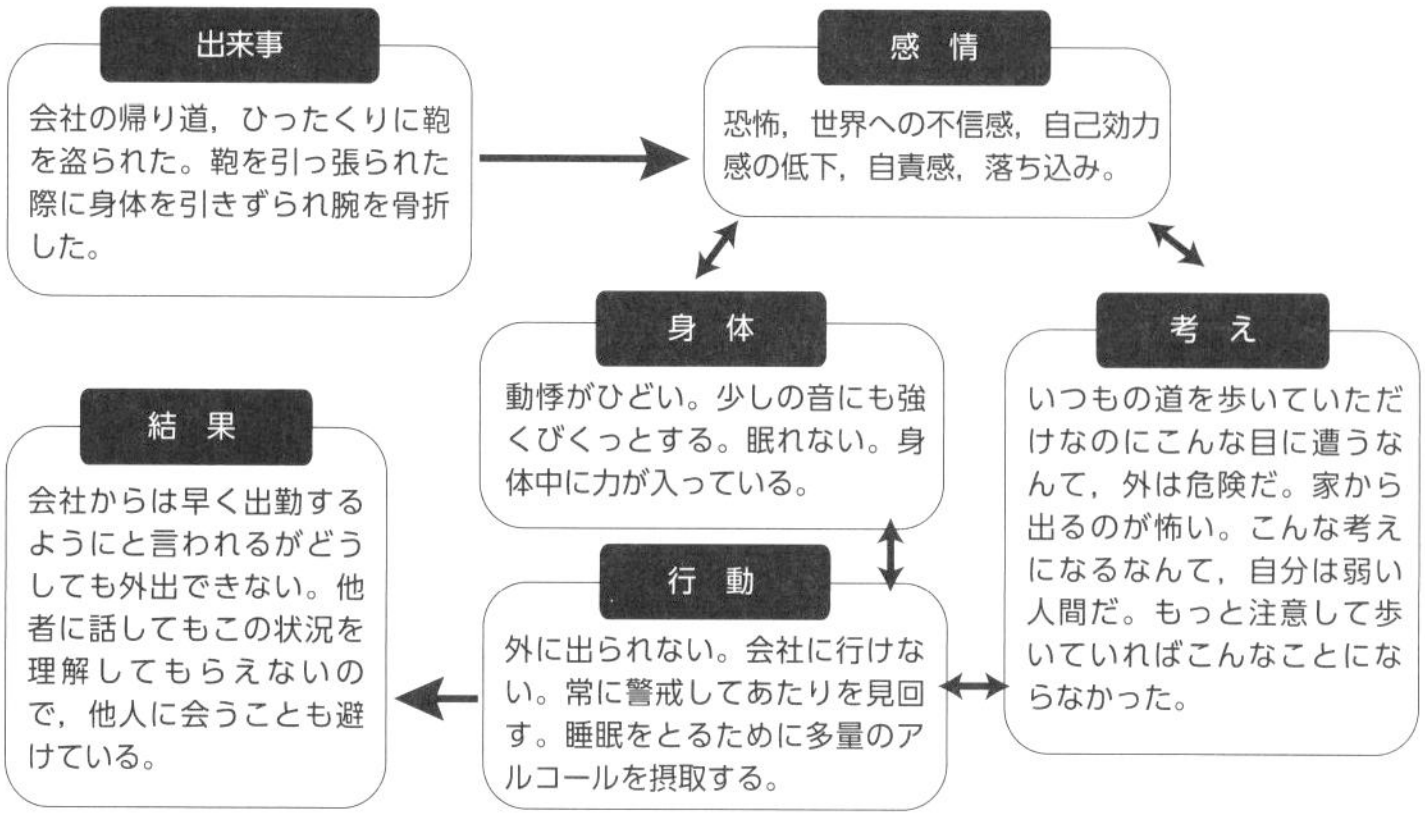

図 2-9　CBT モデルに基づいた犯罪被害後の心理的反応

5　犯罪被害者と関わる際に必要な配慮

犯罪被害者のこころの中ではさまざまな変化があることは先に述べた。しかし、被害後には、被害を思い出すことへの恐怖心や被害に対する自責感から、被害に遭ったことを周囲の人に打ち明けられないことも多く、周囲の人々も被害後の変化に気づかないことも少なくない。また、医療や福祉の関わりの中で、患者や利用者に被害体験があったことを知り得たとしても、被害者への適切な対応がわからないまま接さざるを得ないこともあるだろう。ここでは、被害者に関わる際に必要な配慮について述べていく。

被害後の反応の見え方

被害後に生じている心理や行動の変化は、他者から見た場合には、当事者の内面とは異なる捉え方になることが多くある。感情の麻痺や解離の状態にある場合には、淡々としていることが多いため、ショックを受けておらず平気そうに見えることが多い。また、表情がないように見えたり、感情が伝わってこないように感じられたりすることがある。反対に、感情が高ぶっている過覚醒の状態であれば、早口に一方的に話していたり、その話にもまとまりがなくずっと話し続けていたりすることもある。悲しんだり怒ったり落ち込んだりと、感情が不安定に感じられることもある。中でも特に怒りが強い場合には、終始イライラして怒りっぽく、その感情が支援者に向けられることも多くある。加害者に向けられた怒りであることを理解していても、支援者は怒りの強さに圧倒されることがある。激しい怒りを向けられると、被害者に対する陰性感情を抱くことも少なくない。しかしながら、怒りの背後には加害者に対する怒りだけでなく、理不尽な出来事に対するやりきれない思いがあること、過覚醒としての怒りを理解することで、被害者の本来の心情やニーズを把握することにつなげていきやすい。そのため、被害者の感情の強さを責め立てたり、そこに巻き込まれたりすることがないよう注意が必要となる。また、集中力が低下していることも多いため、話した内容を忘れてしまったり、約束の時間や場所を忘れたり間違えたりすることもある。被害者の様子をよく観察し、理解や記憶が難しいようであれば、何度も確認したり繰り返し伝えることが必要になる。

二次被害への注意

二次被害とは、犯罪被害の後に、周囲の対応によって引き起こされる精神的な苦痛のことを指す。被害者にとっては犯罪被害そのものよりも、二次被害によるこころの傷の方がダメージが大きいと感じられることも多く、また、被害者への調査研究の結果においても、被害後に二次被害を受けたと感じた頻度や、それによって感じた苦痛の大きさが、精神的な回復の妨げに影響する(68, 69)ことが示されている。したがって、二次被害を防ぐことは非常に重要である。二次被害は多くの場合、意図的に被害者を傷つけようとして生じるのではなく、配慮が欠けていたり、被害者を励ましたり元気づけようとして発した言葉が結果的に被害者を傷つけることになる場合も多いため、まずは、どのようなことが二次被害と捉えられるのかを知ることが大切である。

二次被害の定義

二次被害は、被害者支援の研究者や実践家らがそれぞれの立場から定義づけているが、指している内容に大きな相違はない。いくつかの例を挙げると、「ある被害に付随して生じる被害を言い、最初の被害と付随する被害との間に因果関係が認められるものに限る[70]」、「事件による直接の被害ではなく、事件後に被害者が刑事司法手続きや支援、周囲の社会との関わりのなかで受ける心理的苦痛[71]」などがある。これらの定義に共通するのは、①犯罪被害の後に起こる、②被害者が周囲の人から傷つけられる状態を示していることである。

強姦神話

二次被害の中で、性犯罪被害後に特に問題となるものに、「強姦神話」がある。強姦神話とは、「強姦、強姦被害者、強姦加害者についての、有害な、ステレオタイプの、誤った信念[72]」、「広く持たれ続けている一般的に誤った強姦に対する態度および信念であり、女性に対する男性の性暴力を否定し正当化しているもの[73]」などと定義されており、これらをまとめると、一般的に持たれている、強姦被害及び加害に対する真実ではない考え方であると言うことができるだろう。具体的には、「若い女性だけが性被害に遭う」、「強姦は、女性側の挑発的な服装や行動が誘因となる」、「抵抗すれば被害は防ぐことができる」、「強姦の加害者のほとんどは見知らぬ人であり、通り魔的な犯行である」などがよく知られている。しかし、実際には、幼児から八〇歳代の男女が被害に遭っており[74]、若い女性だけが性被害に遭うというのは誤った認識だということになる。また、加害者が被害者を選んだ理由は「警察に届けることはないと思った」37・5％、「おとなしそうに見えた」36・1％、「挑発的な格好をしていた」5％という調査結果がある。[75] 性被害に遭った被害者のうち、被害に遭った時必死に相手を攻撃したと回答した人は35・5％、何もできなかったと回答した人は33・6％とほぼ同数であり、[75] 被害者の抵抗の有無は性犯罪の完遂に影響はないことが分かる。被害者と加害者の関係性に関しても、内閣府の調査[76]では、加害者が全く知らない人であったと回答した人は11・1％であり、これも事実とは異なることが分かる。

二次被害と受け取られることの多い言葉

二次被害にどのようなものがあるか、また、二次被害が被害者の心情にどのような影響を及ぼすかについて、ここまでに述べた。次に、具体的にどのような言葉があるのかについて示すことにする。

被害者を心配するあまりに発した言葉によって、かえって被害者を傷つけることになりやすいものとしては、「頑張ってね」という言葉がある。被害に遭った後は、被害者にとって慣れない刑事手続きへの対応や、さまざまな心理的反応のため、日常生活を送ることにも大変な労力と努力が必要な状況となる。そのため、「頑張って」と言われることで、「精一杯頑張っているのにこれ以上どのように頑張れば良いのか」と、他者には理解してもらえないと感じたり、一人で頑張るように言われているような孤立無援感を感じたりすることが多くある。「頑張って」と同じように、「いつまでも引きずっていては元気にならないよ」「早く事件のことは忘れて」といった言葉も、被害者が傷つけられたと感じたり、孤立無援感を感じることが多い。被害に遭った後、他者に会う時は、多くの被害者が頑張って元気に見せている。想像よりも明るい様子に対して、「元気そうで良かった」と他者が声をかけることも、被害者にとっては、頑張って元気に見せているだけなのに他の人には分からないと感じられ、傷つくことも多くある。「元気にならなければならない」と受け取られる言葉ではなく、「がんばっているね」のように被害者の頑張りを理解していることや、辛い状況を理解していることを言葉にして伝えることが、被害後の状況をサポートすることにつながる。

また、被害者が事件の際にとった言動やとらなかった言動について言及することも、被害者を傷つけることにつながる。例えば、被害の話を聞いたとき、聞き手には「その時に逃げていれば良かったのに」、「どうしてそんなところに行ったの？」という考えが思い浮かぶことがあるかもしれない。しかし、誰よりも被害者自身がそのように考えて自分自身を責めていることがほとんどであるし、被害時には恐怖心などから逃げることは困難であることは先に述べた通りである。加えて、怪我を負ったり性被害に遭った被害者に対する「それぐらいの怪我ですんで良かった」「命が助かって良かった」という言葉も注意が必要である。被害によって負った怪我や暴力は、心理的に大きな影響を与えている。このような言葉は、その被害を小さなものだと伝えるメッセージになる可能性があり、二次被害につながりやすい。

犯罪被害者遺族に対して特に注意が必要なのは、亡くなった人の死の意味づけを他者がしたり、悲嘆からの回復を急かしていると捉えられるような言葉を伝えることである。具体的には、「良い子ほど早く行ってしまうものだ」「神様が呼び寄せたのだ」「いつまでも悲しんでいると亡くなった人が成仏できない」などである。大切な人の突然の死についての感情や考えはすぐに整理ができるものではないし、死の意味づけは個々の遺族によって異なる。

また、交通事故の後にも、二次被害が多く生じる。交通事故は殺人や傷害（通り魔など）などに比べて、被害が軽いと考えられることが多い。しかしながら、その結果として、大切な家族や健康な身体など、大切なものを喪失しているという事実は、殺人や傷害と変わりない。「交通事故なら仕方がなかった」、「保険金が入ったのでは」、「加害者もかわいそう」という言葉は度々聞かれるものであるが、このような言葉は被害者を非常に傷つけることにつながる。

犯罪被害後に呈することの多い精神症状

犯罪被害後にはさまざまな精神症状を呈することがある。最近では、犯罪被害などトラウマ体験の後にはPTSD症状が懸念されることがよく報道されている。PTSDの他にも、睡眠障害やうつ症状、不安症、アルコール依存など物質関連障害が犯罪被害後には多くみられる。

心的外傷後ストレス障害（Posttraumatic Stress Disorder：PTSD）

PTSDとは、DSM‐5によると、命に関わるような体験や、他者が死亡したり重傷を負うような場面を目撃すること、身近な人に起こったこれらの体験を知ることによる強いトラウマ体験が原因となって生じる精神疾患である。症状としては、トラウマ体験となった出来事を侵入的に生々しく思い出す侵入的想起、思い出すことにより強い恐怖や不安や緊張になる亢進・覚醒症状、トラウマ体験を思い出させるようなものを避ける回避、トラウマ体験に関するものへの否定的な見方や気分といった認知の問題が一カ月以上続き、日常生活や社会生活への障害が生じる状態を指す。

睡眠障害

睡眠障害には、不眠、過眠、概日リズム睡眠障害などがある。不眠とは、寝つきの悪さ、途中で起きてしまい再入眠できない、朝早く起きてしまう、熟睡できない状態をいう。過眠は夜間睡眠をとっているにもかかわらず、日中に強い眠気が生じて起きていることが困難な状態である。概日リズム睡眠障害は、社会生活において要求される時間に睡眠をとったり覚醒することができず、日常生活に困難をきたす状態である。犯罪被害後の反応として感情が高ぶったり緊張が高まったりする場合に不眠になったり、夜間には恐怖心が強くなって眠ることができず、昼間帯に睡眠時間が移行することが度々生じる。

うつ病

うつ病は、気分の落ち込み、興味や喜びの減少、自分に価値がないあるいは自分を責める気持ち、自殺念慮などが一日中続く場合に診断される可能性がある。これらの症状は、犯罪被害後に多く生じる反応であることはこれまでにも述べた通りである。これらの反応が二週間以上続き、日常生活に支障をきたす場合、うつ病と診断されることがある。

不安症

犯罪被害後には、不安や緊張が高まり、実際には安全なものであっても危険なものと認識してしまうことをこれまでに述べた。これらの反応が強まり、明確な理由がないにもかかわらず、突然強い不安に襲われ、動悸や息苦しさ、めまいなどの身体反応や、今にも死んでしまうのではないかという恐怖を感じるような発作が生じ、また起こるのではないかと不安を感じる場合、パニック症と診断されることがある。また、発作のような強い反応がなくても、さまざまなことに対して不安や心配を感じることも多く、このような症状は全般不安症と診断される。

物質関連障害

物質関連障害とは、アルコールや薬物やカフェインなどの物質の使用がやめられない、あるいは過剰に摂取する状態である。また、日本人の場合、鎮痛薬などの市販薬を過剰摂取するといったこともある。犯罪被害の後には、辛い気持ちを感じないようにしたり入眠するためにアルコールの摂取量が増加したり、さまざまな薬物に依存することも生じる。どのように入眠しているかを確認することで、睡眠やアルコールの問題を把握することができる。

解離性障害

解離性障害とは、自分が自分であるという感覚がない状態であり、ある出来事に関する記憶を思い出すことができない状態や、現実感の喪失、複数の人格が交代して表れるような状態がある。被害に遭った場合、被害当時の記憶の全てまたは一部を思い出せないことも多い。虐待や監禁など長期にわたる被害の場合には、別人格が現れることもある。これらの反応は、あまりに辛く衝撃的な出来事によるダメージを避けるために、精神的なバリアを張るためであるとも解釈されている。

6　犯罪被害後の心理的なケア

非専門的なケア

犯罪被害に遭った後には、精神疾患への介入のような専門的なケアの前に、回復を促進するようなかかわりが重要である。被害後には非常に心細くなり、恐怖心が高まる。そのため、被害者のそばにいることは精神的な助けとなる。その際には、気持ちに寄り添い、被害者のことを否定することなく話を傾聴することが大切である。また、被害後には捜査への協力など通常以外の外出も多くなる。したがって、被害者が一人で外出することに不安を覚えるような場合には、外出先に同行することも安心につながる。被害後の精神的な影響のために、普段できていたような身のまわりのことを行うことが困難になることもある。本人の希望があれば、日常生活に必要な家事や育児などを手助けすることも負担を減らすことにつながる。また、被害後には自分が世界の中で一人ぼっちであるように感じたり、一人でいることに不安や恐怖を覚えることが少なくない。そのため、連絡をとったり気にかけていることを伝えることも回復を促進する。

ここで挙げたことは、回復のために重要なことではあるが、適切に行ったり継続するのは容易なことではない。支援する人が無理をすることで被害者とかかわり続けることが辛くなったり、継続が困難になることも考えられる。これは、支援者の精神的負担の側面から考えると自然なことではあるが、関わるのを途中でやめることは、被害後の心情をさらに傷つけることにつながる。そのようなことがないように、支援者自身がどこまで担えるのかを事前に判断し、自身ができる範囲のことを確実に行うことも大切である。また、各都道府県には、都道府県の公安委員会から指定を受けた被害者支援機関である、犯罪被害者等早期援助団体[*11]が設置されている。適切にケアが行われるためには、このような機関に相談し、支援を受けることも回復に役立つので参考にされたい。

被害者の精神的ストレス反応への初期介入

外傷的出来事の直後の時期は、精神的衝撃による混乱、急激な不安、不眠、注意力の低下、現実感喪失、感情麻痺などが現れることは先に述べた。これらの反応に対しては、①安全・安心の保証[*12]、②本人のニーズに合った実際的なサポート、③共感的に受容することによる情緒的なサポートを提供することで回復を促進する。

---

*11 都道府県公安委員会は、被害者等の負担が早期に軽減され、再び平穏な生活を営むことができるように支援する事業を適正に確実に行うことができると認められる非営利法人を、犯罪被害者等早期援助団体として指定することができる。犯罪被害者等早期援助団体は、①犯罪被害等に関する相談、②警察や裁判所、検察庁、自治体等への付き添いなどの役務の提供、③物品供与又は貸与その他の方法による犯罪被害者等の援助、④犯罪被害者等給付金の裁定の申請補助、⑤犯罪被害者等の支援に関する広報活動及び啓発活動、の事業を担っている。警察本部長等は、被害者の同意を得て、その被害者の氏名、連絡先や犯罪被害の概要を提供することができる。平成二七年四月一日現在、全国で46団体の犯罪被害者等早期援助団体が指定されている。

*12 被害に遭った後には恐怖や不安が高まるものであり、既に犯罪行為が終了し医療機関などを受診している際にもその感情が強い場合がある。この場合には、既に加害者は近くにはおらず、今いる場所が安全であることを伝えることで安心感を取り戻すことを援助できる。ただし、加害者が知人であったり自宅での被害の場合など、今後も被害者に近づく可能性があったり、加害者が警察などに勾留されていない場合には、現在の状況が安全とは言えない状況にある。このような場合には、安易に安全・安心を保証せず、警察や被害者支援センターなどと連携して、被害者の安全を確保することが必要となる。

話のペースは被害者に合わせ、共感的な態度で傾聴しながら信頼関係を構築し、被害者が安心して自身の考えや感情を話せるようサポートすることが必要である。被害者がどのようなサポートを必要とするかどうか、また必要とする時期は個々に異なる。そのため、十分な説明をしたうえで、被害者本人にサポートを受けるかどうかを決定してもらうことが重要となる。また、被害に遭うということは、自己決定権を奪われるという経験である。医療者ではなく本人が自身について決定することは、自己決定権を取り戻すことにもつながる。

サイコロジカル・ファーストエイド（Psychological First Aid：ＰＦＡ）

初期の介入に必要なこれらの対応には、サイコロジカル・ファーストエイド（Psychological First Aid：ＰＦＡ）が役立つ。ＰＦＡは、ストレスによる心理的影響を「症状」として捉え治療するという考え方ではなく、「異常な事態に対する正常な反応」として理解し、ストレス対処能力を高める援助の方法として、９・11同時多発テロ事件以降、米国を中心に周知されるようになった。現在は医療や心理の専門家だけでなくより一般的に理解し利用することが可能なＷＨＯ版のＰＦＡも広まっており、日本でも東日本大震災など災害支援の現場などでも活用されている。

ＰＦＡの目的は、被害者の精神的苦痛の軽減、短期・長期的な適応機能と対処行動を促進し、本来備わっている自然回復力を強化することにある。

ここでは、あらゆる保健医療関係者が実施できるように作成された、米国版ＰＦＡにもとづいて対応を紹介する[77]。

PFAの手順例

- 実際的サポートの提供：安全と安心の保障、病気やけがの手当てのための医療確保、水や食物の供給、過剰な刺激から守られ休息の取れる環境の提供、当面の生活必需品の入手など、実際的サポートの配慮をすることで、援助者との信頼関係も築かれる
- ストレスによる不安や精神緊張の程度が、医療的処置による安定化を要する程度かどうか見極める。安定化を要する兆候としては以下のようなものがある
  - ▼生気のないうつろな目つきと表情
  - ▼乏しい応答・ひきこもり
  - ▼混乱し、まとまりのない行動
  - ▼強い感情反応・不穏興奮
  - ▼制御できない身体反応（動悸、震え、過呼吸など）
- 薬物療法：不眠や不安が強い場合には睡眠薬や抗不安薬を投与するが、投与は必要最小限にとどめる。また、顕著な精神不穏を認める場合には、少量の抗精神病薬が有効なこともある
- 差し迫って懸念される事柄とニーズを明確化し、優先順位をつけ、取り組む計画を立て、対処することを援助する。家族の安否情報など、懸念されることがあれば、最新の正確な情報を得るための手助けやアドバイスも重要なサポートとなる
- 体験内容を聴く場合には、過度の感情表出とならないように注意する
  - ▼被害者が体験したことを話し始めたときは、共感的態度で傾聴し受け止める。本人が体験した外傷的

出来事の内容に関して、実際の危険の状況、喪失の有無、恐怖感や無力感、絶望感や孤立無援感といった感情反応の程度を把握しておくことが望ましいが、体験内容の詳細をどこまで聴くかは慎重に判断する

▼単回の面接で終える場合には、本人が制御できないほど過度な感情表出とならないよう十分注意する。またあまりに強い感情反応がみられたときは、話すことをいったん止め、気持ちを静めることを促す。感情を吐き出させるようなことは、複数回の継続面接が可能な場合のみである

●体験内容を聴く際には、本人のそのときの施行や行動に対して評価判断するような言動を慎む（non-judgmental attitude）。自ら取った行動を援助者からも批判されたと感じると、後々まで自責感を強める結果を招くことがしばしばある

●長時間の刺激曝露を避ける。心的外傷体験となった事件・事故のテレビ報道などを長時間視聴することは避ける。特に子どもでは、見続けることがないように周囲の大人は十分配慮する

●トラウマ心理教育とストレス対処

▼心理教育を通じて自分に生じている心理的反応について理解を促すことは対処能力を高め回復力を促すことにつながる

▼心理教育では、フラッシュバックや悪夢、回避行動、睡眠障害や過敏反応、集中困難やイライラ感といった、よく生じる心的外傷性ストレス反応の内容について説明し、「異常な事態に対する通常な普通の反応」として受け止めることを促す

▼ストレス対処法として簡単なリラクセーションを指導しても良い。呼吸法によるリラクセーション等

がよく用いられるが、普段から親しんでいるリラックス法があれば、それを試してもらうのも良い。

● 周囲からのサポートを得る

▼家族、友人など身近に支えてくれる人とのつながりを促進する。周囲から支えてもらうことが心身の回復に大きな力となることをはっきりと伝える

▼信頼できる愛艇に気持ちを聴いてもらうことは心を軽くするのに役に立つ。一人でかかえこまないことが大切である

▼必要に応じてほかの援助資源への橋渡しをする

PTSDに対する専門的治療

精神科でのPTSDへの治療では、心理療法や薬物療法が選択されることが多い。薬物療法で主に使われるのが、パロキセチン、セルトラリン、フルボキサミンといった選択的セロトニン再取り込み阻害薬（SSRI）である。このうち、パロキセチンとセルトラリンは、PTSD適用として国内で認可されている。

PTSDへの心理療法

世界的に見ると、PTSD治療の第一選択は、トラウマに焦点を当てた認知行動療法であることが、様々なPTSD治療のガイドラインで指摘されている。[78～81] 認知行動療法には、長時間エクスポージャー療法（Prolonged Exposure Therapy：PE）や認知処理療法（Cognitive Processing Therapy：CPT）、子ども向けのTF-CBT（Trauma Focused Cognitive Behavioral Therapy）などがあり、これらは日本でも用いられている。認知

行動療法の他には、眼球運動を用いる眼球運動脱感作療法（Eye-Movement Desensitization and Reprocessing：ＥＭＤＲ）もＰＴＳＤ治療に用いられている。ここでは、このようなＰＴＳＤに対する心理療法を紹介する。

(ア)長時間曝露療法（Prolonged Exposure Therapy：ＰＥ**療法**）

長時間曝露療法は、フォアら（Foa et al.）によって開発された認知行動療法である。日本でも臨床試験が実施され、その有効性が示されている。[82] セラピーの基本的な構造は週一回九〇分～一二〇分のセッションが合計一〇～一五回行われる。内容は、ＰＴＳＤに関する心理教育、実生活内曝露、イメージ曝露、セッション時間外における宿題から成る。実生活内曝露では、外傷体験に関連する場面の中で、恐怖の強いものや回避しているものに、不安が低いものから順次反復的に接近していく。イメージ曝露では、約三〇分間繰り返し外傷体験を話すことで恐怖が馴化され、また、出来事を詳細に思い出すことで、被害時に自身の言動の意味や実際にはできていたことなども確認できる。イメージ曝露の後にはセラピストと体験や感情について話し合うプロセッシングを行い、ここでも非機能的な認知が修正される。宿題は、実生活内曝露を行うこととセッションの録音を聞くことであり、ここでも馴化と非機能的認知の修正が行われる。

(イ)認知処理療法（Cognitive Processing Therapy：ＣＰＴ）

認知処理療法は、レイシックら（Resick et al.）によって開発された、ＰＴＳＤ治療のための認知療法である。[83] ここ数年において研究成果が示されている新しい治療法であり、効果が示されている。[84] セラピーの基本的な構造は、週一～二回、一回につき約五〇分のセラピーが計一二回行われる。内容は、ＰＴＳＤ症状と認知処理療法に着いての心理教育、トラウマ体験の筆記、行き詰まっている認知の同定、認知再構成であり、特に、五つのテーマと呼ばれる安全、信頼、力とコントロール、価値、親密さに焦点が当てられる。

(ウ)眼球運動による脱感作と再処理法（Eye-Movement Desensitization and Reprocessing：ＥＭＤＲ）

眼球運動による脱感作と再処理法は、シャピロ（Shapiro）によって開発されたＰＴＳＤや恐怖症などに対する精神療法である(85)。セラピーの内容は八つの段階に分けられており、治療計画、認知や身体感覚の評価、眼球運動を用いた脱感作と肯定的認知の植え付け、ボディスキャン、再評価が含まれる。これらにより、症状の緩和や消失をもたらす技法である。

(エ)子どもへの心理療法：トラウマ焦点化認知行動療法（Trauma-Focused Cognitive Behavioral Therapy：ＴＦ－ＣＢＴ）

トラウマ焦点化認知行動療法（以下ＴＦ－ＣＢＴと表記）は、アメリカのコーエンら（Cohen et al.）のグループとデブリンジャーら（Deblinger et al.）のグループによって開発された子どものためのトラウマ焦点化認知行動療法である(86)。認知療法と曝露療法の双方の要素を取り入れた、トラウマを受けた子ども（三歳から一八歳くらいまで）と養育者のために考案された治療プログラムであり、言語的に未発達な子どもに対応できるよう工夫されている。内容としては、ＰＲＡＣＴＩＣＥの頭文字で表されるモジュールからなる（Psychoeducation and parenting skills：心理教育と養育者のスキル、Relaxation：リラクセーション、Affective expression and regulation：感情表現と調節、Cognitive coping：認知の修正、Trauma narrative development & processing：

トラウマの物語作り、In vivo gradual exposure：実生活の段階的曝露、Conjoint parent child session：親子の合同セッション、Enhancing safety and future development：将来の安全間と発達の強化)。

7　事例

ここまでは、犯罪後によく経験される心理的な反応や変化について説明した。しかし、それだけでは実際にどのような様子に見えるのかを想像することは難しいと考えられるため、実際のケースを以下に示す。なお、これらのケースは、個人が特定されないようにするため、症状等の理解に差し支えない範囲で改変している[77]。

事例1：シーツ交換の際にフラッシュバックを起こした事例

見知らぬ若い男性にホームから駅の線路に突き落とされ、間一髪で周囲の乗客に救出されたが、腰椎骨折のため入院した。入院当初は落ち着いて過ごしていたが、シーツ交換のために若い男性看護師がシーツごと被害者の身体を持ち上げたところ、過呼吸を起こし、以後精神的に不安定になった。家族からの要請で被害者支援センターの臨床心理士が本人と面談した結果、身体を持ち上げられて浮き上がる感覚が被害時の体験と重なり、恐怖がこみあげ、今どこにいるのかさえわからなくなってしまったということだった。そこで被害者や家族にフラッシュバックについて説明し、類似した状況に置かれたときにフラッシュバックが生じるのは正常な反応であることと、時間の経過とともにやわらぐことを説明したところ、その後は落ち着いて入院生活を送ることができるようになった（図2-10）。

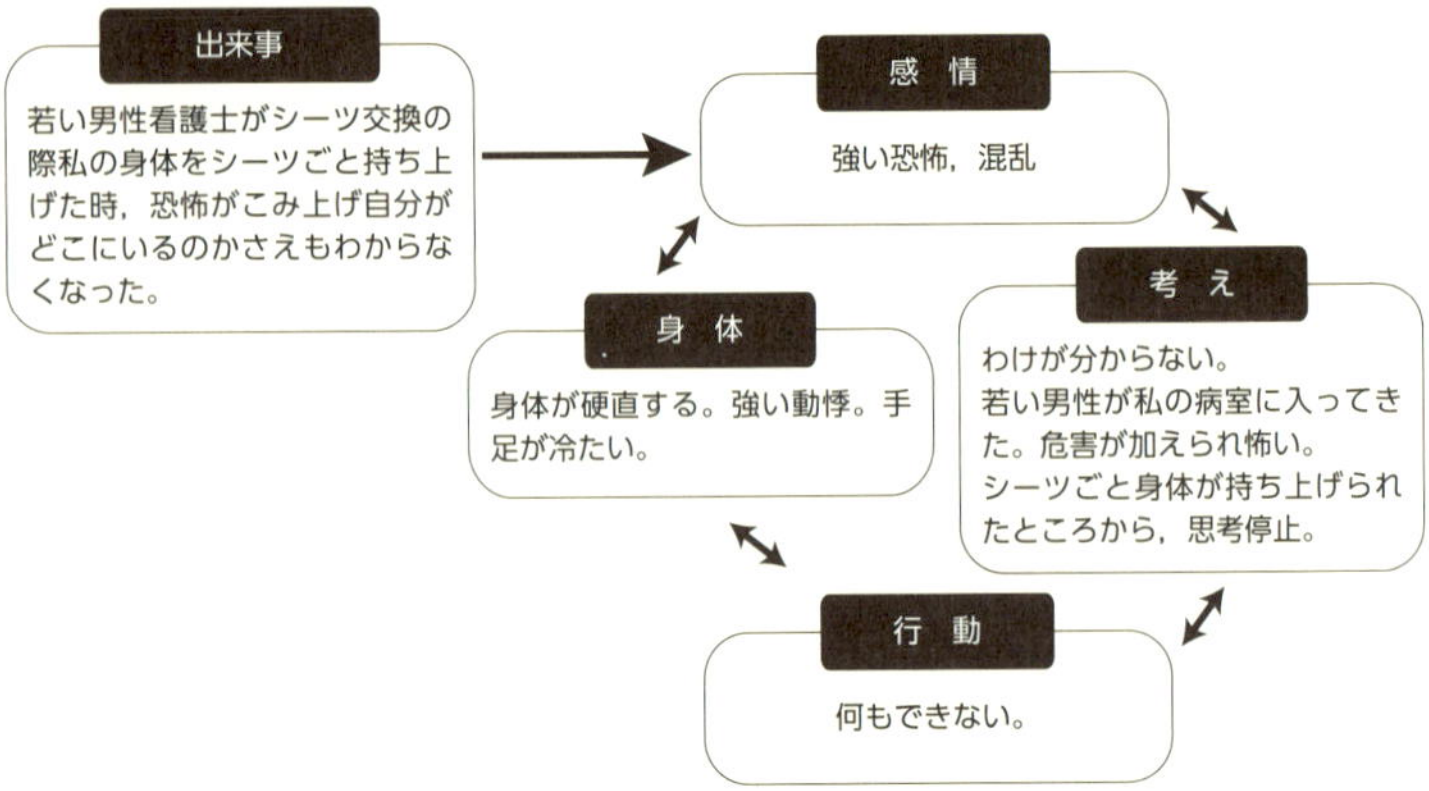

図 2-10　事例 1 のこころの仕組み図

事例２：他者から危害を加えられる恐怖にリハビリができなかった事例

見知らぬ男性から突然言いがかりをつけられて暴行を受け、全身複雑骨折で入院となった。回復は順調だったが個室の病室を出てのリハビリを頑なに拒み、その理由は分からないままであった。家族からの要請で被害者支援センターの臨床心理士が本人と面談し、被害後に生じる心理的な反応を説明したところ、リハビリ室に向かう途中で人から危害を加えられるのではないかと不安であったが、自分でもばかげていると思い、恥ずかしくて口に出せなかったと語った。被害を想起させる状況（見知らぬ人が行きかう）に対して不安や恐怖を感じるのは正常な反応であり、不安を感じる場面に繰り返し向き合う中で不安や恐怖はやわらいでいくことを説明すると、以後は熱心にリハビリに取り組み、無事退院となった（図 2-11）。

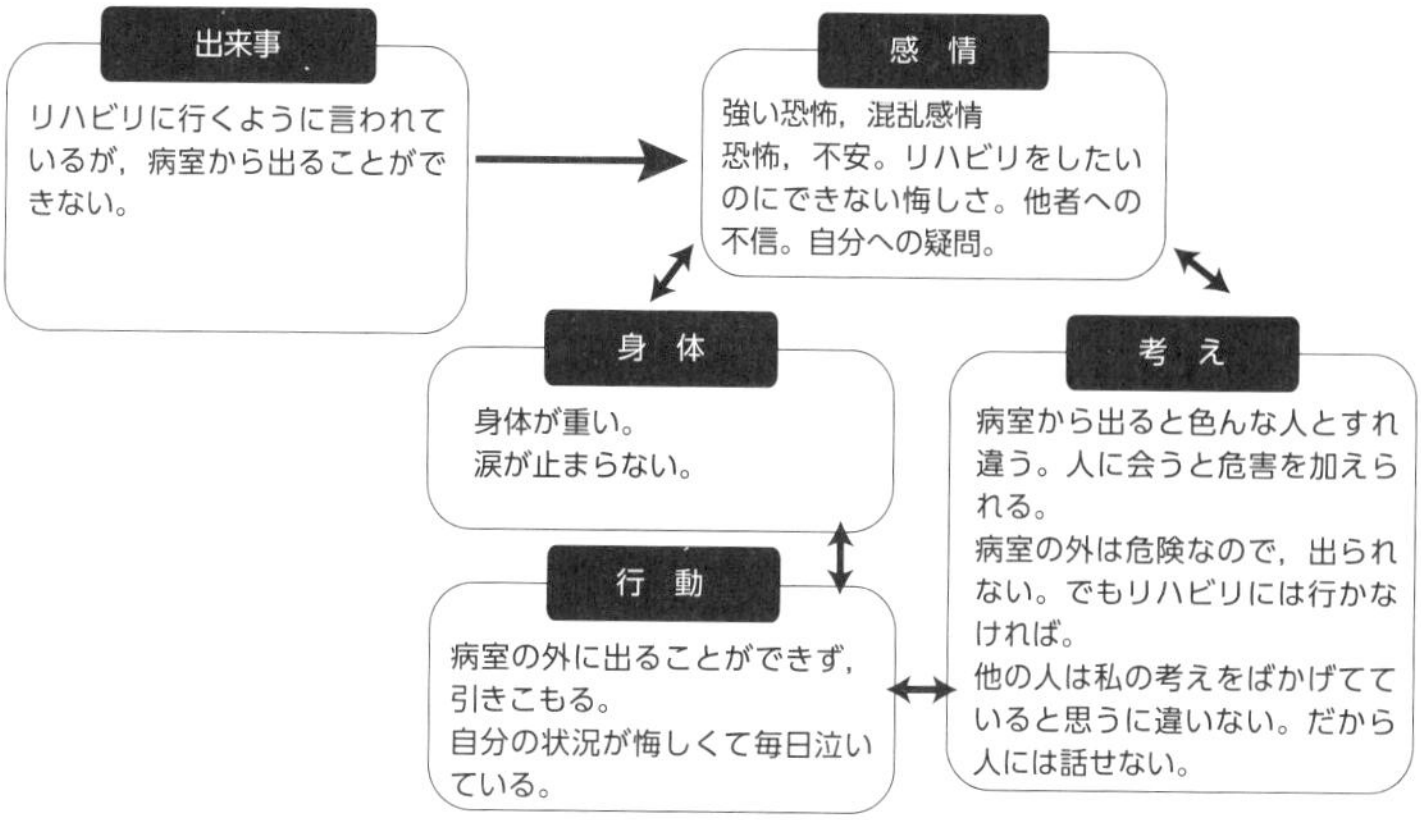

図 2-11　事例２のこころの仕組み図

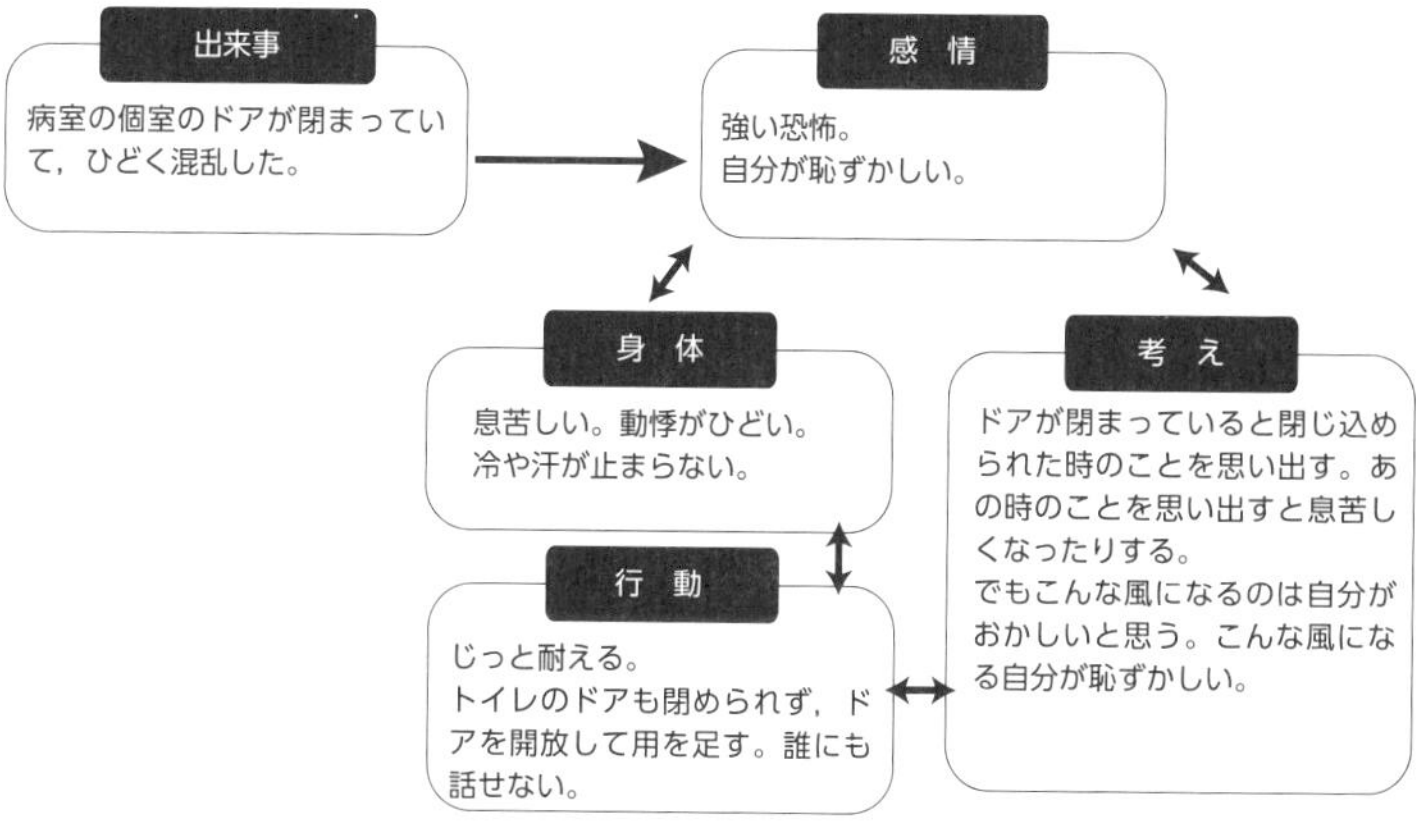

図 2-12　事例３のこころの仕組み図

事例３：医療者に自分の変調を訴えることができなかった事例

運転中に後方から大型車が追突し、車内に閉じ込められ、レスキュー隊に救出されるまでに数時間を要し、両足の大腿骨骨折で入院した。手術を終えて個室に入り目を覚ますと、個室のドアが閉められているのを見た途端に息苦しさや冷や汗、動悸が治まらなかったが、このようになっている自分がおかしいと恥ずかしく思い、これくらいのことで医療者の手を煩わせてはいけないと必死で我慢した。歩行ができるようになってトイレを利用するようになったが、トイレのドアを解放したままでないと用を足すことができなかった。退院後数カ月たっても状態が変わらず、精神科を受診しＰＴＳＤと診断された（図2-12）。

事例４：家族がキーパーソンとしての機能を果たせなかった事例

通り魔からの暴行を受けて病院に搬送され、命は助かったものの、遷延性の意識障害が残った。救命救急医療が一段落すると、病院は家族に転院を告げたが、家族は一向に転院の手続きをとろうとしなかった。家族の対応に困った病院の医療相談室から、家族の了解のもと被害者支援センターに相談となった。犯罪被害相談員がソーシャルワーカーの面談に同席したところ、家族は突然被害に巻き込まれ、なおかつ今後意識が戻ることがないと宣告されたショックのあまり、病院の指示を全く理解できていないことがわかった。感情が麻痺して表面上は淡々としているため、医療者には家族が冷静に対応しているように映っており、家族が故意に手続きをとらないのだと考えていた。犯罪被害相談員より家族の精神状態に関する説明を受けたソーシャルワーカーが被害者への家族の状況を理解し、サポートが得られたことで家族は転院の手続きをとることができた（図2-13）。

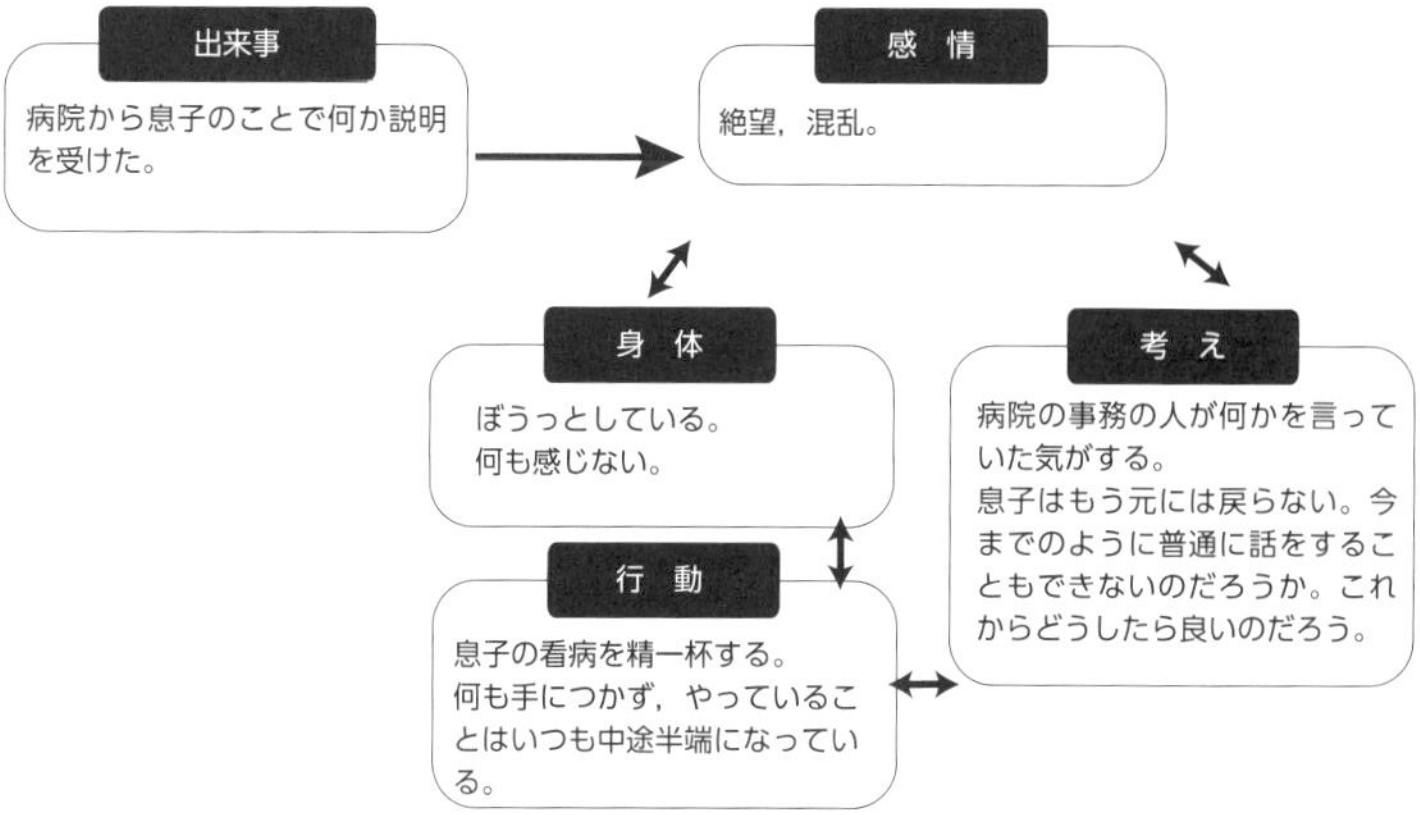

図 2-13　事例４のこころの仕組み図

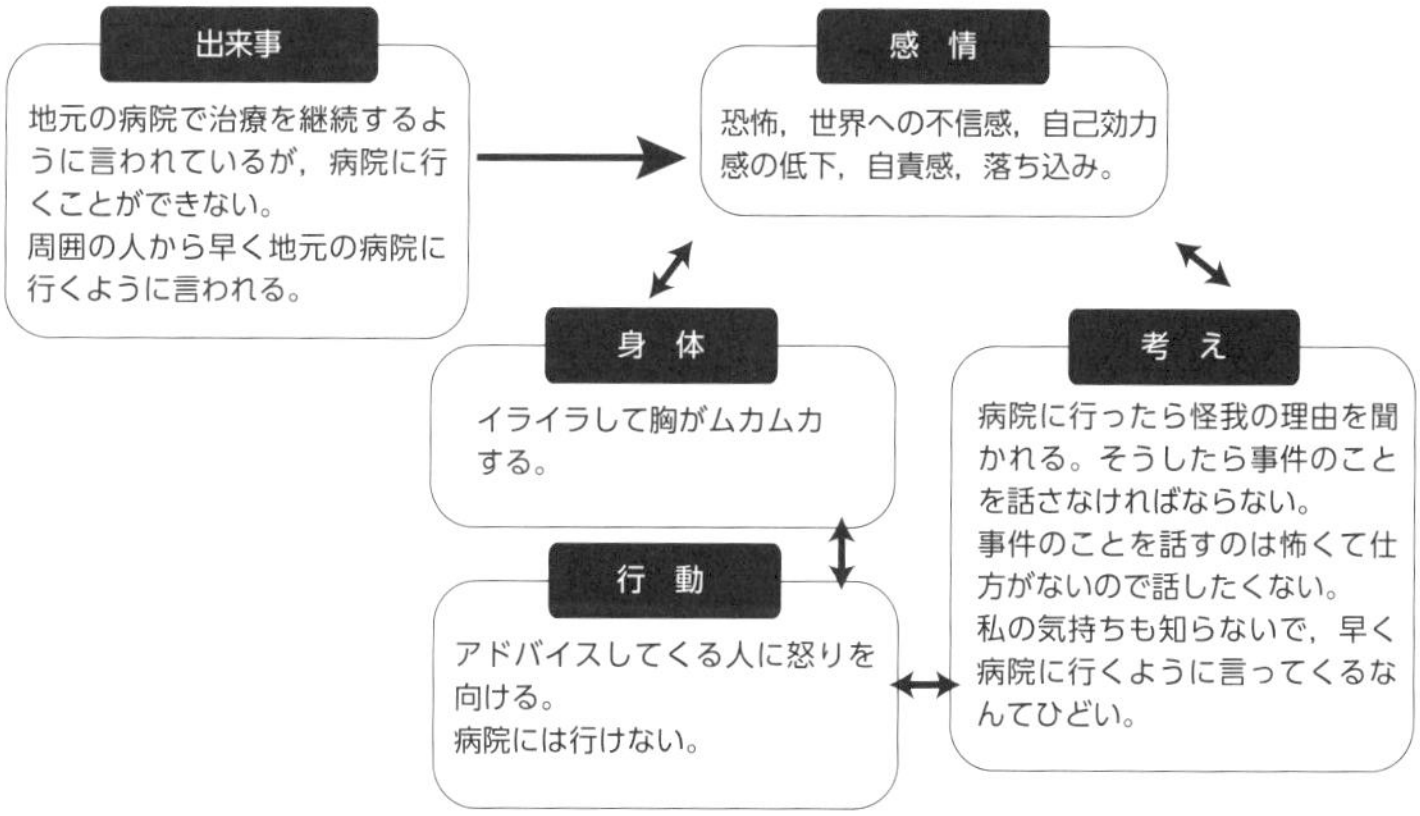

図 2-14　事例５のこころの仕組み図

事例5：被害について話したくないために転院ができなかった事例

旅行中に路上で通り魔に包丁で全身を刺され、二週間の入院となった。退院後は地元での治療となったため、被害者自身で医療機関を見つけて受診してもらうことになった。被害者は継続的な治療が必要であるのに受診しようとせず、怒りっぽくなった。入院中に臨床心理士が本人と面接したところ、受診の予約をとる際に怪我の理由を問われると予想しており、その説明をすることが苦痛で受診できなかったことが分かった。そこで、受診予定の病院に臨床心理士からあらかじめ連絡を入れ、被害者が受診を希望していること、被害について話すことが精神的苦痛となるため、聞かないようにしてほしいと依頼した。また、入院していた病院に病院間で情報のやり取りをしてもらえるように依頼し、本人は当日受診すれば良いように準備した。被害者は転院先で被害内容や経過を話さずにすんだことで、安心して身体的治療に専念することができた（図2-14）。

8　おわりに

犯罪被害による心理的影響について概観してきた。通常の医療現場では犯罪による被害を主訴にする患者に出会うことは少ないが、外傷等が他者からの行為であった場合や、突然の強いストレスが伴うものであった場合には、これらのことを理解した上で接していただければ幸甚である。これらの理解によって医療者のケアの際の不安が軽減し、患者へのサポートがさらに適切になることが望まれる。

Ⅳ　災害後の心理とケアについて

1　はじめに

日本は地震大国とよばれるほど、世界的に見ても地震の多い国である。また、地震による被害の規模も小規模なものから甚大な被害を及ぼすものまでと幅広い。地震に限らず、台風や津波など自然によって引き起こされる災害も忘れてはならない。災害は予測不可能であることから、日常の業務に関する知識に比べ、学習の機会は後回しにされがちである。しかし、災害が発生してからは、混沌とした状況に陥ることも多く、時間を取って学習することは難しくなるため、平時において災害時の対応などを学習することが望ましい。ここでは、災害による心理的影響について概観する。

2　災害とは

災害の定義と分類

まず、災害の定義を示す。災害は、被災地域の対処能力をはるかに超えた、生態学的・心理社会的に重大な崩壊と定義される。そして、災害時には通常の都市機能の多くが機能不全に陥ることがあり、被災地外か

表 2-9　災害の分類[87]

分類	概要
自然災害	地震・津波・火山噴火・台風・洪水等が代表的で、ライフラインの中断・医療機関の機能不全がみられる。
人為災害	人為災害には、交通機関の大事故、火災（大火）、爆発、建物崩壊、放射線事故、テロ行為などがあるが、ライフラインや医療機関は正常に機能していることが多い。
特殊災害	広域波及型（放射能・有害物質汚染拡大）、複合型（二次・三次災害の発生や拡大）、混合型（自然と人為災害の混合）等に分類される。

※ライフライン：生活に欠くことのできない水道・電気・ガス、通信等の重要な供給システム

表 2-10　日本の主な地震災害と犠牲者数（内閣府報告より[88]）

名　称	発生年月日	マグニチュード	死者・行方不明数	全壊・焼失・流出家屋
濃尾地震	1891.10.28	8.0	7,273	142,177
明治三陸地震津波	1896. 6.15	8.5	約 22,000	11,723
関東大地震	1923. 9. 1	7.9	約 142,000	576,262
北丹後地震	1927. 3. 7	7.3	2,925	12,629
三陸地震津波	1933. 3. 3	8.1	3,064	6,067
鳥取地震	1943. 9.10	7.2	1,083	7,736
東南海地震	1944.12. 7	7.9	1,251	19,367
三河地震	1945. 1.13	6.8	2,306	5,539
南海地震	1946.12.21	8.0	1,443	13,119
福井地震	1948. 6.28	7.1	3,769	40,035
十勝沖地震	1952. 3. 4	8.2	33	921
チリ地震津波	1960. 5.23	9.5	139	2,830
新潟地震	1964. 6.16	7.5	26	2,250
1986 年十勝沖地震	1968. 5.16	7.9	52	691
伊豆半島沖地震	1974. 5. 9	6.9	30	139
伊豆大島近海地震	1978. 1.14	7.0	25	96
宮城県沖地震	1978. 6.12	7.4	28	1,183
日本海中部地震	1983. 5.26	7.7	104	987
長野県西部地震	1984. 9.14	6.8	29	24
北海道南西沖地震	1993. 7.12	7.8	230	601
兵庫県南部地震	1995. 1.17	7.3	6,436	111,054
新潟県中越地震	2004.10.23	6.8	46	2,827
東北地方太平洋沖地震	2011.3.11	9.0	18,479	127,829

※東北地方太平洋沖地震については焼失・流出家屋数は含まない

表 2-11　近年の日本における風水害、火山噴火による被害（内閣府報告より[88]）

名称	発生年月日	死者・行方不明者数	全壊家屋数
平成 25 年台風 26 号	2013.10.14 ～	43	86
平成 26 年 8 月豪雨	2014.8.19 ～	75	179
御岳山噴火	2014.9.27	63	

※平成 26 年 8 月豪雨においては 8 月 19 日からの大雨による広島県の被害

らの支援を必要とすることがある。また、災害は、表2-9のように自然災害、人為災害、特殊災害の三つに大別される[87]。

日本における災害では、古代は干害、近世は干害と冷害、江戸時代は大火災で多くの犠牲者を出している。明治以降は風水害、大規模な地震災害が発生している。地震災害においては、地震に伴う大規模火災や、建物倒壊、津波等により、多大な被害が発生してきた。一九四八年の福井地震以前は、数年に一回の頻度で死者・行方不明者が一〇〇〇人を超える地震災害が発生している。以降は、数年に一回の頻度で死者・行方不明者が二〇人を超える地震災害が発生し[87]、二〇一一年の東北地方太平洋沖地震においては、二〇一五年三月九日現在、二二万八千八六三名が避難を強いられる等、被害の影響が長期に渡っている[88]（表2-10）。

また、平成二五年台風二六号による東京都大島町、平成二六年八月豪雨による広島市安佐地域での大規模な土砂災害等、毎年全国各地で風水害の大きな被害が発生している。さらに、二〇一四年九月二七日には長野県・岐阜県に跨る御岳山が噴火。五七人が犠牲になる等、戦後最悪の火山噴火となった[88]（表2-11）。

このような自然災害に加えて、一九八五年八月一二日、群馬県多野郡上野村山中に墜落し、死者五二〇人を出した日航機墜落事故[89]、平成一七年四月二五日、死者一〇七名、負傷者五六二名を出したＪＲ福知山線塚口駅～尼崎駅間で発生した列車脱線事故のような大規模な人為災害も発生[90]している。

日本においてはさまざまな規模、種類の災害が発生していることが分かる。医療スタッフにおいては、災害拠点病院等での傷病者の受け入れをはじめ、災害派遣医療チーム（ＤＭＡＴ）や災害派遣精神医療チーム（ＤＰＡＴ）、日赤救護班等での医療チームでの活動等、災害時に医療活動を行うことが少なくなく、傷病者はもちろんのこと、多くの被災者やその家族に接する場面が想定される。

3　災害時にストレスとなる出来事

災害は多くの被災者にとって予期しない出来事であり、家屋の倒壊、避難所での生活、人間関係の変化等、さまざまなストレスを引きおこすとされている。

ストレスとは、本来、物理学や工学分野で用いられる用語で、外部から受けた力に対する物体内部に生じる力を指していた。セリエ(Selye)はストレスを「外界からのあらゆる要求に対する生体の非特異的な反応」と定義し、ストレスを生み出す可能性を持ったさまざまな刺激をストレッサーと定義した[91]。ここではセリエの定義に基づき、災害が引き起こすストレスを生み出す可能性を持った刺激をストレッサーとし、そのような災害の二次的なストレッサーにより引き起こされる反応をストレス反応とする[92]。(ストレス理論の詳細は、第2部-Iを参照)

災害によって生じるストレッサーは、災害の規模、種類によっても異なるが、以下のようなことが挙げられる。

(1)　災害体験それ自体による衝撃

・災害の体感(地震の揺れ、音、火災の炎や熱、熱風等)
・災害の被害(負傷、近親者の死傷、自宅の被害等)
・災害の目撃(死体、火災、家屋の倒壊、人々の混乱等)

(2)　社会・生活ストレス

・情報の遅れ、混乱
・避難及び転宅(新しい居住環境への変化、慣れない集団生活等)
・日常生活の破綻(学校、仕事、地域生活、これまでの疾病の治療等)

・新たな対人関係や情報の負担（援助を受けるための対人接触、情報内容の処理等）
・被災者として注目されることの負担（人目につくこと等）

災害体験それ自体による衝撃については、近親者の死傷、家屋の倒壊、死体（とくに損傷のひどいもの、離断したもの）の目撃等が強い衝撃をもたらすと言われている。特に、災害時には普段死体に対面する機会の少ない人（行政職員、地域の消防団員等）が遺体安置所等で業務にあたることも多く、ストレス反応を呈することも少なくない。

社会・生活ストレスについては、特に集団生活が長期化した場合にはストレッサーとなりやすい。プライバシーの確保、各種当番作業の分担、報道取材等、さまざまな出来事が起こる。

4　災害時によく見られる心理的な反応

先に述べたように、災害時にはさまざまな出来事がストレッサーになり得る。それらのストレッサーによって、いろいろな心理的な反応、ストレス反応が生じることがある。また、災害後に見られる心理的および行動的な変化には特徴的なものがある。ここでは初期、中長期といった時期に分けて、心理的な変化についてまとめる。下記の分類は定説がなく、便宜的なものである。

初期によく見られる反応

(1) 感情の変化

・不安
・抑うつ
・怒り
・焦燥感
・喪失感／悲哀感
・無力感
・罪責感　　等

こうした不安や抑うつの身体症状として、動悸、呼吸困難（ときに過呼吸）、手指のふるえ、発汗、口渇が見られることもある。睡眠障害や悪夢が見られることもある（第1部-Ⅳ　闘争―逃走反応を参照のこと）。また、当初は茫然自失となっていたり、感情が高ぶったりするが、次第に深刻な喪失感、悲哀感を覚えることがある。大きな悲劇に見舞われた場合、人は自分自身に罪があると感じやすいと言われている。犠牲者が出たときは、自分だけが生き残ったことへの負い目の気持ち（サバイバーズギルト）や、自分が適切に対応できなかったことで自分を責めることがある。また、そのような運命に陥ったことへの憤りが支援者や周囲の者への怒りと変わることがある。[93]

(2) 行動の変化

・他の人に反応しない、まったく話さない
・意思決定ができない
・食事等の自分や子どものケアができない
・身じろぎしない

大きな危機に接した直後は、災害そのものへの恐怖、環境の急激な変化等、混沌とした状況下に置かれる。そのような状況下で情緒的に圧倒された結果、先に述べたような行動の変化が生じることがある。突然の衝撃的な出来事に対するショックを情緒的に抱えきれないために、心因反応として行動の変化に表れる。特に、大声を出したり、対人トラブルを起こす等の問題行動は目に付きやすいが、先述の行動変化は目に見えて分かりにくいため注意して観察をする必要がある。例えば、避難所での食事の提供時等、多くの被災者が動き出すタイミングは観察のチャンスである。

(3) PTSD〝症状〟

PTSD(Posttraumatic Stress Disorder:心的外傷後ストレス障害)の〝診断〟がつくのは少なくとも被災後一カ月以降のことであり、震災の初期にはストレス反応として大局的にとらえることが必要である。以下に主要な症状を示す。以下は災害を体験した人を例に症状を説明する。

・再体験:災害に関する不快で苦痛な記憶が侵入的に回想される、夢の形で繰り返しよみがえる(例:自分で気づかないうちに地震のシーンを思い浮かべている)

・回避：災害に関することについて考えたり話をしたり、感情を起こすのを極力避けようとする、また災害に関することを思い出させる活動・場所や人物を避けようとする
・麻痺：無感覚状態あるいは感情が鈍くなり物事を楽しめなくなる、他人との間に壁ができたような孤立感を覚える、将来の計画ができなくなる
・過覚醒：あらゆる物音や刺激に対して気持ちが張り詰めてしまい、不安で落ち着くことができず、いらだちやすく、眠りにくくなる（例：余震に敏感になるなど）

中長期によく見られる反応

個人差はあるが、多くの被災者が〝異常な状況に対する正常な反応〟として、前項のような反応を呈することがある。多くの被災者にはレジリエンス[*13]（resilience：回復力）があり、自然に回復していくことも多い。そのうちの一部の被災者は慢性化し、以下のような反応を呈することがある。

(1) 感情／行動の変化

前項のような感情の変化が継続し、その強い感情にとらわれて行動する結果、支援の拒否、援助者への怒りの転移、自傷行為など、さまざまな行動の変化が起こることがある。そうした行動が続くと、結果的に引きこもった生活を送るなど、情報や支援の手から孤立してしまう可能性もある。なお、新潟県中越地震の被災地域の高齢者を対象とした調査では、震災後三年間の精神疾患の有病率において、男性のアルコール関連問題が6％、女性

＊13 バネなどの金属が押し曲げられたり縮められたりした後で、元に戻ろうとする反発力、弾性のこと。その連想から、心理的な機能低下からの回復の意味に用いられる

の大うつ病・小うつ病性障害が10％と報告されている[94]。

⑵ ＰＴＳＤ

前項のような症状は、一カ月以上経っても継続することがある。災害時地域精神保健医療活動ガイドラインによると、災害から一年後のＰＴＳＤの有病率は10～20％[88]とも言われており、被災者や支援者に継続した症状がないか、注意が必要である。一方、ＰＴＳＤは拡大解釈されることも多い。災害後の報道で、体験直後にも関わらず「ＰＴＳＤが発症した」と報じられることもあるので、注意が必要である。

反応が長期化する要因

多くの被災者が自然に回復していくことは既に述べたが、どのような場合に初期の反応が継続し長期化する可能性が高いのだろうか。

心理学的ストレス理論から考える

このようなストレス反応の長期化について関連する理論にラザルス（Lazarus）の提唱した心理学的ストレス理論が挙げられる。ラザルスは、ストレスを「外的状況の特性や内的状態ではなく、環境の要求とその認知、およびそれに対する対処能力の認知との複雑な相互作用からもたらされる過程を指す」と定義した。ストレッサー自体が直接的にストレス反応を引き起こすことはなく、個人の認知的処理過程が関与するとされている[95]。この認知的処理過程には三段階があると想定されている。

①関係性次元
刺激を知覚したとき、個人の欲求や期待に照らし合わせて重要であり意味があるのかの認知的処理
②有害性次元
その刺激が自分にとって意味がある場合に、刺激に対する有害性の認知的処理
③コントロール可能性次元
その刺激が有害であると認知された場合に、それをコーピング[*14]によって除去したり、その影響性を減少させることができるか

また、ラザルスは、認知的評価に影響を及ぼす要因として、個人的要因（コミットメント、コントロール感等）と環境的要因（新奇性、不確実性、時間、出来事のタイミング等）をあげている。またコーピング過程に影響をおよぼす要因として、身体的健康、セルフエフィカシー（自己効力感）、問題解決スキル、社会的スキル、ソーシャルサポート等を挙げているとされている。

被災の程度等にも影響されるが、災害による被災は多くの場合、被災者にとって意味があり（関係性次元）、有害であると認知されるもの（有害性次元）と考えられる。その場合、ストレス反応が長期化するかどうかはコントロール可能性、すなわちコーピング等によってその影響性を低減できるかに関与すると考えられる。コーピング過程には身体的健康や問題解決スキル等の要因が関わっており、それらに問題がある場合に、ストレス反応

＊14　ストレス反応を低減するためにとられる過程。ストレス反応をもたらすストレッサーに対して行われるもの（問題焦点型対処）とストレス反応に対して行われるもの（情動焦点型対処）に大別される。コーピングによってストレス反応を低減できなければ、ストレス反応を長期間にわたって表出し、ストレス性疾患に移行する可能性が生じるとされている。

が長期化しやすいと考えられる。PTSDの研究においても、災害を体験する前の要因の重要性が述べられている。

政府・自治体の災害対策において、いわゆる「災害時要援護者」はストレス反応が長期化する可能性が高いと考えられている。「災害時要援護者」とは、必要な情報を迅速かつ的確に把握し、災害から自らを守るために安全な場所に避難するなどの災害時の一連の行動をとるのに支援を要する人々をいい(96)、一般的に高齢者、障害者、外国人、乳幼児、妊婦等である。これらの要援護者は新しい環境への適応能力が不十分であるため、災害による住環境の変化への対応や、避難行動、避難所での生活に困難を来すとされている。ストレス反応が長期化しないよう、初期からの適切な支援が必要であると考えられる。

5　よく用いられる支援の手法：WHO版Psychological First Aid*15

支援の方針として、多数対応と個別対応に大別されるが、本章ではすべての支援者が行うことのできる多数対応について説明する。

一度災害が起こるとさまざまなストレッサーが生じ、その結果として多様なストレス反応が起こるが、このストレス反応を長期化させないよう支援することが必要である。先述したように、ほとんどの被災者は急性期の症状から自然に回復するとされており、自然の治療経過と回復力を尊重する必要がある。そういった支援の仕方を示しているものの一つに世界保健機構（WHO）が発行した心理学的応急処置（Psychological First Aid：

*15　Psychological First Aid には、WHO版と米国版がある。この違いは支援者をどのような対象に定めているかである。WHO版はすべての支援者を対象にしているのに対し、米国版は保健医療関係者を対象としている点に違いが見られる。

PFA）がある。[97]

概要

・専門家が行うような特別な技法ではなく、被災者や被災地と関わる可能性のあるすべての人（ボランティア等も含む）が知っておくべき基本的な考え方・態度がまとめてある

・WHO版PFAは深刻なストレス状況にさらされたばかりの人々への人道的、支持的かつ実際に役立つ援助である

・〝Do No Harm〟の原則に従い、支援活動が被災者にとって有害であったり押しつけがましいものとならないように配慮しながら、実際に役立つ支援を提供する

・活動前の①準備（Prepare）と、実際に活動を行う際の②見る（Look）③聞く（Listen）④つなぐ（Link）の活動原則から成り立っている

・IASC（Inter-Agency Standing Committee）[*16]やSphere[*17]等においても推奨されており、国際的に広く支持されている

活動原則と倫理

支援を実施するにあたり、活動の原則として、準備（Prepare）、見る（Look）、聞く（Listen）、つなぐ（Link）の4つが挙げられている（表2-12）。また、倫理的な配慮も心がける必要がある（表2-13）。

災害時の心理的支援として一般的に想像されやすいのが、先述した活動原則の「聞く」の部分であるが、PF

＊16　国連やその他さまざまな人道支援組織のトップによって構成された機関間常設委員会

＊17　人道支援を行うNGO団体と国際赤十字・赤新月運動によって開始されたプロジェクト

表 2-12　活動の原則

準備（Prepare）	・危機的な出来事について調べる ・利用可能なサービスや支援について調べる ・安全や治安状況について調べる
見る（Look）	・安全確認する ・明らかに急を要する基本的ニーズがある人を確認する ・深刻なストレス反応を示している人を確認する
聞く（Listen）	・支援が必要と思われる人々に声をかける ・必要なものや気がかりなことについてたずねる ・人々に耳を傾け、気持ちを落ち着かせる手助けをする
つなぐ（Link）	・生きていく上で基本的なニーズが満たされ、サービスが受けられるように手助けをする ・自分で問題に対処できるように手助けする ・情報を提供する ・人々を大切な人や社会的支援と結びつける

表 2-13　倫理的配慮

すべきこと	してはならないこと
・信頼されるよう、誠実でいる ・自分で意思決定する権利を尊重する ・あなた自身の偏見や先入観を自覚する ・たとえ今は支援を断られても、後からでもで支援が受けられることができることをはっきりと伝える ・状況に応じて、プライバシーを尊重し、聞いた話しについては秘密を守る ・相手の文化、年齢、性別を考えて、それにふさわしい行いをする	・支援者という立場を悪用しない ・支援の見返りに金銭や特別扱いを求めない ・できない約束をしたり、誤った情報を伝えない ・自分にできることを大げさに伝えない ・支援を押しつけたり、相手の心に踏み込んだり、でしゃばったりしない ・無理に話をさせない ・聞いたことを別の人に話さない ・相手の行動や感情から「こういう人だ」と決め付けない

Aでは、自分自身でコントロールする力を取り戻せるよう必要な情報やサービスに「つなぐ」ことが重要であるとされている。

例えば、医療スタッフの一人として避難所の支援に入るとする。事前に使用できるサービス等を調べる等しておき（準備）、救護所に来た被災者が診察後も心配そうに避難所をウロウロしているのを見つける（見る）。そこで、困っていることがあれば一緒に解決できるかもしれないことを伝える。そこで家族と連絡が取れていないことが分かり（聞く）、事前に調べた情報を元に連絡用の窓口の場所を伝える（つなぐ）。

このように一つの支援（ここでは医療）だけで完結させるだけでなく、被災者にとって役立つ情報やサービスにつなげることで自然な適応のメカニズムを取り戻せるよう支援していくことも、ＰＦＡの重要なポイントである。

6　おわりに

災害後には初期に見られるストレス反応を長期化させないよう支援していくことが重要であるが、心理学的な介入のみが効果的ということではない。衣食住が確保され、生活を再建されていくことも被災者のコントロール可能性を高め、ストレッサーの減少に繋がることを忘れてはいけない。

引用文献

(1) Selye, H. THE SIGNIFICANCE OF THE ADRENALS FOR ADAPTATION. Science, 1937. 85(2201), 247-248. doi : 10.1126/science. 85. 2201. 247

(2) Mayer, E. A., Tillisch, K., & Gupta, A. Gut/brain axis and the microbiota. J Clin Invest, 2015. 125(3), 926-938. doi:10.1172/jci76304

(3) Holmes, T. H., & Rahe, R. H. The Social Readjustment Rating Scale. J Psychosom Res, 1967. 11(2), 213-218.

(4) 堀越勝、野村俊明：精神療法の基本：支持から認知行動療法まで．2012：医学書院．

(5) Friedman, M., & Rosenman, R. H. Overt behavior pattern in coronary disease. Detection of overt behavior pattern A in patients with coronary disease by a new psychophysiological procedure. JAMA, 1960. 173, 1320-1325.

(6) Kabat-Zinn, J. Full Catastrophe Living: Using the Wisdom of Your Body and Mind to Face Stress, Pain and Illness. 1990. Delta Trade, New York.

(7) Wells, A. Panic disorder in association with relaxation induced anxiety : An attentional training approach to treatment. Behavior Therapy, 1990. 21(3), 273-280. doi:http://dx.doi.org/10. 1016/S0005-7894(05)80330-2

(8) Webb Annette, N., Kukuruzovic, R., Catto-Smith Anthony, G., & Sawyer Susan, M. Hypnotherapy for treatment of irritable bowel syndrome. Cochrane Database of Systematic Reviews, 2007. (4). http://onlinelibrary.wiley.com/doi/10. 1002/14651858. CD005110. pub2/abstract

(9) Jensen, M. P., & Patterson, D. R. Hypnotic approaches for chronic pain management: clinical implications of recent research findings. Am Psychol, 2014. 69(2), 167-177. doi : 10.1037/a0035644

(10) Madden, K., Middleton, P., Cyna, A. M., Matthewson, M., & Jones, L. Hypnosis for pain management during labour and childbirth. Cochrane Database Syst Rev, 2012. 11, Cd009356. doi : 10.1002/14651858. CD009356. pub2

(11) Hasan, F. M., Zagarins, S. E., Pischke, K. M., et. al. Hypnotherapy is more effective than nicotine replacement therapy for smoking cessation: results of a randomized controlled trial. Complement Ther Med, 2014. 22(1), 1-8. doi : 10. 1016/j.ctim.2013. 12. 012

(12) Cramer, H., Lauche, R., Paul, A., Langhorst, J., Kummel, S., & Dobos, G. J. Hypnosis in breast cancer care : a systematic review of randomized controlled trials. Integr Cancer Ther, 2015. 14(1), 5-15. doi : 10. 1177/1534735414550035

(13) 日本消化器病学会．機能性消化管疾患診療ガイドライン．2014：南江堂．

(14) Craske, M. G., Wolitzky-Taylor, K. B., Labus, J., et. al. A cognitive-behavioral treatment for irritable bowel syndrome using interoceptive exposure to visceral sensations. Behav Res Ther, 2011. 49(6-7), 413-421. doi : 10. 1016/j.brat. 2011. 04. 001

(15) Williams, A. C., Eccleston, C., & Morley, S. Psychological therapies for the management of chronic pain (excluding headache) in adults. Cochrane Database Syst Rev, 2012. 11, CD007407. doi : 10.1002/14651858. CD007407. pub3

(16) Vlaeyen, J. W. S., & Linton, S. J. Fear-avoidance and its consequences in chronic musculoskeletal pain : a state of the art. Pain, 2000. 85(3), 317-332. doi : http://dx. doi.org/10. 1016/S0304-3959(99)00242-0

(17) The National Institute for Clinical Excellence : Guidance on Cancer Services. Improving Supportive and Palliative Care for Adults with Cancer. The Manual. 2004.

(18) Buckman, R. Breaking bad news : why is it still so difficult? British Medical Journal, 1984. 288 : 1597-1599.

(19) Fujimori, M., et al.: Good communication with patients receiving bad news about cancer in Japan. Psychooncology, 2005. 14 : 1043-1051.

(20) Fujimori, M., et al.: Preferences of cancer patients regarding the disclosure of bad news. Psychooncology, 2007. 16 : 573-581.

(21) Fujimori, M., et al.: Japanese cancer patients' communication style preferences when receiving bad news. Psychooncology, 2007. 16 : 617-625.

(22) 内富庸介、藤森麻衣子編：がん医療におけるコミュニケーション・スキル―悪い知らせをどう伝えるか．2007：医学書院．

(23) Fujimori M., et al.: Effect of communication skills training program for oncologists based on patient preferences for communication when receiving bad news: a randomized controlled trial. Journal of Clinical Oncology, 2014. 32 : 2166-2172.

(24) Kugaya, A., et al.: Prevalence, predictive factors, and screening for psychologic distress in patients with newly diagnosed head and neck cancer. Cancer, 2008. 88 : 2817-2823.

(25) Okamura, H., et al.: Psychological distress following first recurrence of disease in patients with breast cancer; prevalence and risk factors. Breast Cancer Research and Treatment, 2000. 61 : 131-137.

(26) Uchitomi Y, Mikami I, Kugaya A, Akizuki N, Nagai K, Nishiwaki Y, Akechi T, Okamura H. Depression after successful treatment for nonsmall cell lung carcinoma; a 3-month follow-up study. Cancer, 2000. 89 : 1172-1179.

(27) Akechi, T., et al.: Psychiatric disorders and associated and predictive factors in patients with unresectable nonsmall cell lung carcinoma; a longitudinal study. Cancer, 2001. 92 : 2609-2622.

(28) Akechi, T., et al.: Biomedical and psychosocial determinants of psychiatric morbidity among postoperative ambulatory breast cancer patients. Breast Cancer Research and Treatment, 2001. 65 : 195-202.

(29) Uchitomi, Y., et al.: Depression and psychological distress in patients during the year after curative resection of non-small-cell lung cancer. Journal of Clinical Oncology, 200. 21 : 69-77.

(30) Murakami, Y., et al.: Psychologic distress after disclosure of genetic test results regarding hereditary nonpolyposis colorectal carcinoma. Cancer, 2004. 101 : 395-403.

(31) Akechi, T., et al.: Major depression, adjustment disorders, and post-traumatic stress disorder in terminally ill cancer patients: associated and predictive factors. Journal of Clinical Oncology, 2004. 22 : 1957-1965.

(32) Okamura, M., et al.: Psychiatric disorders following first breast cancer recurrence: prevalence, associated factors and relationship to quality of life. Japanese Journal of Clinical Oncology, 2005. 35 : 302-309.

(33) Tanaka, H., et al.: Suicide risk among cancer patients: experience at one medical center in Japan, 1978-1994. Japanese Journal of Cancer Research, 1999. 90 : 812-817.

(34) Harris EC, and Barraclough BM.: Suicide as an outcome for medical disorders. Medicine, 1994. 73 : 281-296.

(35) Akizuki, N., et al.: Development of an Impact Thermometer for use in combination with the Distress Thermometer as a brief screening tool for adjustment disorders and/or major depression in cancer patients. Journal of Pain and Symptom Management, 2005. 29 : 91-99.

(36) Shimizu, K., et al.: Usefulness of the nurse-assisted screening and psychiatric referral program. Cancer, 2005. 103 : 1949-1956.

(37) American Psychiatric Association: Diagnostic and Statistical Manual of Mental Disorders, Fifth Edition; DSM-V. American Psychiatric Publishing, Washington, DC and London, 2013.

(38) Okamura, M., et al.: Clinical experience of the use of a pharmacological treatment algorithm for major depressive disorder in patients with advanced cancer. Psychooncology, in press.

(39) Newell, S.A., et al.: Systematic Review of psychological Therapies for Cancer Patients: Overview and Recommendations for Future. Journal of the National Cancer Institute, 2002. 94 : 558-584.

(40) 小川朝生：実践編3：精神医学をめぐる問題：Ⅴ：せん妄：内富庸介、小川朝生編：精神腫瘍学、2011. 医学書院：Pp.120-132.

(41) 井上真一、内富庸介：実践編3：精神医学をめぐる問題：Ⅳ：物質依存：内富庸介、小川朝生編：精神腫瘍学：2011. 医学書院：Pp.146-150：

(42) 日本呼吸器学会：禁煙治療マニュアル：2009：

(43) 財団法人日本医療機能評価機構認定病院患者安全推進協議会：財団法人日本医療機能評価機構による調査：患者安全推進ジャーナル、2006. 13 : 64-69.

(44) Chochinov, HM., et al.: Depression, Hopelessness, and suicidal ideation in the terminally ill. Psychosomatics, 1998. 39 : 366-370.

(45) Chochinov, HM., et al.: Chochinov, HM., et al. : Depression, Hopelessness, and suicidal ideation in the terminally ill.

American Journal of Psychiatry, 1995. 152: 1185-1192.

(46) Breitbert, W., et al.: Depression, hopelessness, and desire for hastened death in terminally ill patients with cancer. JAMA, 2000. 284 : 2907-2911.

(47) Akechi, T., et al.: Suicidality in terminally ill Japanese patients with cancer. Cancer, 2004. 100 : 183-191.

(48) Ripamonti, C., et al.: Suicide among patients with cancer cared for at home by palliative-care teams. Lancet, 1999. 354 : 1877-1878.

(49) Okuyama, T., et al.: Mental health literacy in Japanese cancer patients: ability to recognize depression and preferences of treatments-comparison with Japanese lay public. Psychooncology, 2007. 16 : 834-842.

(50) Akechi, T., et al.: Psychotherapy for depression among incurable cancer patients. Cochrane Database Systematic Review, 2008. 16 : CD005537.

(51) Newwell, SA., et al.: Systematic review of psychological therapies for cancer patients: overview and recommendations for future research. J Natl Cancer Inst.. 2002. 94 : 558-884.

(52) 国立がん研究センター小児がん情報サービス：検査・診断・治療　小児がんとは　http://ganjoho.jp/child/cancer/index.html

(53) Rowland, JH., et al.: Cancer Survivorship: A New Challenge in Delivering Quality Cancer Care. Journal of Clinical Oncology. 2006. 24 : 5101-5104.

(54) Pirl, WF., et al.: Major depressive disorder in long-term cancer survivors: analysis of the National Comorbidity Survey Replication. Journal of Clinical Oncology. 2009. 27 : 4130-4134.

(55) Hewitt, M., et al.: Cancer survivors in the United States: age, health, and disability. J Gerontol A Biol Sci Med Sci. 2003. 58 : 82-91.

(56)「がん社会学」に関する合同研究班：がん体験者の悩みや負担等に関する実態調査報告書　概要版　がんと向き合った7885人の声．2006.

(57) Grov, EK., et al.: Anxiety, depression, and quality of life in caregivers of patients with cancer in late palliative phase. Annals of Oncology. 2005. 16 : 1185-1191.

(58) Rhee, YS., et al.: Depression in family caregivers of cancer patients: the feeling of burden as a predictor of depression. Journal of Clinical Oncology. 2008. 26 : 5890-5895.

(59) Gibbins, J., et al.: Sleep-wake disturbances in patients with advanced cancer and their family carers. Journal of Pain and Symptom Management. 2009. 38 : 860-870.

(60) McCorkle, R., et al.: The effects of home nursing care for patients during terminal illness on the bereaved's psychological distress. Nursing Res. 1998. 47 : 2-10.

(61) Kozachik, SL., et al.: Improving depressive symptoms among caregivers of patients with cancer: results of a randomized clinical trial. Oncol Nurs Forum. 2001. 28 : 1149-1157.

(62) Kissane, DW., et al.: Family focused grief therapy: a randomized, controlled trial in palliative care and bereavement. Am J Psychiatry. 2006. 163 : 1208-1218.

(63) Shear, K., et al.: Treatment of complicated grief: a randomized controlled trial. JAMA. 2005. 293 : 2601-2608.

(64) Wagner, B., et al.: Internet-based cognitive-behavioral therapy for complicated grief: a randomized controlled trial.

Death Study. 2006. 30 : 429-453.
（65）van der Houwen, K., et al.: The efficacy of a brief internet-based self-help intervention for the bereaved. Behavior Research and Therapy. 2010. 48 : 359-367.
（66）犯罪被害者等基本法.（平成十六年十二月八日法律第百六十一号）
（67）American Psychiatric Association: Diagnotic and Statistical Manual of mental Disorders（5th ed.）（髙橋三郎、大野裕、染谷俊幸訳：ＤＳＭ－５ 精神疾患の診断・統計マニュアル）. 2013 : 医学書院. 269-272.
（68）白井明美、中島聡美、真木佐知子、辰野文理、小西聖子.「犯罪被害者遺族における複雑性悲嘆及びＰＴＳＤに関連する要因の分析」 臨床精神医学 2010. 39,（8）1053-1062.
（69）中島聡美、白井明美、真木佐知子、石井良子、永岑光恵、辰野文理、小西聖子.「犯罪被害者遺族の精神健康とその回復に関連する因子の検討」 精神神経学雑誌 2009. 111（4）, 423-429.
（70）諸澤英道.「被害者学入門」 1998 : 成文堂.
（71）中島聡美、成澤知美、浅野敬子、深澤舞子、鈴木友理子、金吉晴.「犯罪被害者に対する急性期心理社会支援ガイドライン」 独立行政法人 国立精神・神経医療研究センター
（72）Burt, M. Cultural myths and supports for rape. Journal of Personality and Social Psychology, 1980. 38（2）, 217-230.
（73）Lonsway, K. A., & Fitzgerald, L. F. Rape myths. In review. Psychology of Women Quarterly, 1994. 18, 133-164
（74）内閣府. 平成22年度版犯罪被害者白書. 2010
（75）月刊警察時報10月号 警察時事法社、2000

(76) 内閣府：平成27年度版犯罪被害者白書．2015
(77) 東京都福祉保健局：医療機関向け犯罪被害者支援マニュアル．
(78) National Institute for Health and Clinical Excellence. Post-traumatic stress disorder : The management of PTSD in adults and children in primary and secondary care. London/Leicester: Gaslell and British Psychological society. 2005.
(79) Bisson J, et al. Psychological treatment of post-traumatic stress disorder (PTSD). Cochrane Database of Systematic Reviews. 2007.
(80) National Academy of Sciences. Treatment of posttraumatic stress disorder: An assessment of the evidence: National Academies Press. 2007.
(81) Foa, E. B., Keane, T. M., Friedman, M. J., Cohen, J.A. (Ed.). Effective treatments for PTSD ; Practice guideline from the International Society for Traumatic Stress Studies, Second Edition: Guilford Press. 2009.
(82) Asukai N, Saito A, Tsuruta N, Kishimoto J, Nishikawa T. Efficacy of exposure therapy for Japanese patients with posttraumatic stress disorder due to mixed traumatic events: A randomized controlled study. J Trauma Stress. 2010. 23 (6): 744-750.
(83) Resick, P. A., & Schnicke, M. K. Cognitive processing therapy for sexual assault victims. Journal of Consulting and Clinical Psychology, 1992. 60 (5), 748-756.
(84) Benedek, D. M., Friedman, M.J., Zatzick, D., Ursano, R.J. Guideline watch (March 2009): Practice guideline for the treatment of patients with acute stress disorder and posttraumatic stress disorder : America Psychiatric

Association. 2009.

(85) Shapiro, F. Efficacy of the eye movement desensitization procedure in the treatment of traumatic memories. Journal of Traumatic Stress Studies, 1989. 2, 199-223.

(86) Child Sexual Abuse Task Force and Research & Practice Core, National Child Traumatic Stress Network. How to Implement Trauma-Focused Cognitive Behavioral Therapy. Durham, NC and Los Angeles, CA : National Center for Child Traumatic Stress. 2004. http://www.NCTSN.org

(87) 小井土雄一、箱崎幸也、林宗博、横山正巳：災害対処・医療救護ポケットブック．2015：診断と治療社

(88) 我が国で発生する地震（http://www.bousai.go.jp/jishin/pdf/hassei-jishin.pdf）内閣府

(89) 昭和61年　警察白書（https://www.npa.go.jp/hakusyo/s61/s61index.html）警察庁

(90) 鉄道事故調査報告書（http://www.mlit.go.jp/jtsb/railway/fukuchiyama/RA07-3-1-1.pdf）運輸安全局　航空・鉄道事故調査委員会

(91) 中島義明、安藤清志、子安増生、坂野雄二、繁桝算男、立花政夫、箱田裕司：心理学辞典．1990：有斐閣

(92) 金吉晴、災害時地域精神保健医療活動ガイドライン、平成13年度厚生科学研究費補助金「学校内の殺傷事件を事例とした今後の精神的支援に関する研究」2011.

(93) マシューＪフリードマン・テレンスＭキーン・パトリシアＡレシック編、金吉晴監訳、ＰＴＳＤハンドブック―科学と実践．2014：金剛出版

(94) 鈴木友理子、本間寛子、堤敦朗、金吉晴：新潟中越地震３年後の地域高齢者における精神障害の有病率調査，精神神経学雑誌．2009. 111（4), 405-410

（95）坂野雄二編：臨床心理学キーワード．2000：有斐閣
（96）内閣府、災害時要援護者ガイドライン、災害時要援護者の避難対策に関する検討会．2006.
（97）World Health Organization,War Trauma Foundation and World Vision Insternational:Psychological first aid : Guide for field workers.WHO : Geneva,（訳：（独）国立精神・神経医療研究センター、ケア・宮城、公益社団法人プラン・ジャパン、2011：心理的応急処置（サイコロジカル・ファーストエイド：ＰＦＡ）フィールドガイド
（98）日本赤十字社　東日本大震災レポート（http://www.jrc.or.jp/shinsai2011/kyugo/）

参考文献

・緑川大介、澤温：福島県いわき市被災最前線の現場から―現場からの教訓と提言．日本社会精神医学会雑誌．2012. 21（4）572-577.
・小川浩一、米田朝香：突然死に遭った遺族の二次的ストレッサー．東海大学紀要．2007. 87, 21-36

コラムI　災害時に活動する医療チーム(88)

1　災害派遣医療チーム（Disaster Medical Assistance Team：DMAT）

・大地震及び航空機・列車事故などの災害時に被災者の生命を守るため、被災地に迅速に駆けつけ、救急治療を行うための専門的な訓練を受けた医療チームである。阪神淡路大震災を契機に、防ぎえた死（preventable disaster death）を防ぐために、超急性期に被災地に入り救命医療を行う。
・DMAT一隊の構成は、医師一名、看護師二名、業務調整員一名の四名を基本とする。
・活動内容は本部活動、広域医療搬送、病院支援、地域医療搬送、現場活動等である。
・東北地方太平洋沖地震では、四七都道府県から三八三チーム、約一八五二人の隊員が活動した。

2　日本赤十字社　医療救護班

・全国の九二赤十字病院からなる常設救護班（平成二六年三月末現在）四九六班、七〇六四人を構成している。
・構成は医師、看護師長、看護師、主事による六～八名体制を基本構成として編成される。
・活動内容は救護所の開設、被災現場での医療救護、避難所等の巡回診療等である。
・東北地方太平洋沖地震では、八九四班、約六五〇〇人を派遣し、岩手県、宮城県、福島県の三県を中心に七万五〇〇〇人以上を診療した(98)。

3　災害派遣精神医療チーム（Disaster Psychiatry Assistance Teeam：ＤＰＡＴ）

・自然災害や犯罪事件・航空機・列車事故等の集団災害により、被災地域の 精神保健医療機能が一時的に低下し、精神保健医療への需要の拡大に対応するため、都道府県及び政令指定都市によって組織される、専門的な研修・訓練を受けた災害派遣精神医療チームである。東日本大震災において活動した「心のケアチーム」の反省点を踏まえて、組織された。

・ＤＰＡＴ一班の構成は、精神科医、看護師、業務調整員を含めた数名で構成する。

・活動内容は本部活動、災害によって障害された既存の精神医療システムの支援、災害のストレスによって新たに生じた精神的問題を抱える一般被災者への対応等である。

・平成二六年八月豪雨による広島市安佐地域での大規模な土砂災害、御岳山の噴火においてＤＰＡＴとして活動を行っている。

コラムⅡ　援助を受けるための対人接触～「なんでもやります」という言葉～

災害時には被災地内で地域被災者を支援する現地支援者と、被災地外から現地へ支援に入る外部支援者がいる。現地支援者は支援者であり、被災者でもあり、悲しみを抱えたまま、支援に当たっていることも多くある。一方、外部支援者は「何とかしてあげたい」と強い使命感を持って現地に入ることも多く、そのことが現地支援者のストレッサーとなってしまうことがある。以下は、東日本大震災において、ある現地支援者が外部支援者に伝えた言葉である。

「先生、実は支援チームたちの『なんでもやります』という言葉が、平時なら決して思わないはずなのに、現地支援者にはとても重たくて、もう、そのような言葉を受け止める余力も残っていないのです。そして、外部支援者の使命感やエネルギーを現地支援者にぶつけられることをストレスに感じ、そのように思ってしまっている自分たちに罪悪感を感じるのです。」

外部支援者の使命感やエネルギーは、時に現地支援者を苦しめることがある。被災地外から支援に入る外部支援者は、そのことを念頭に置き、支援活動にあたる必要がある。

第3部　チーム医療の関わりから考える

Ⅰ　医療者のメンタルヘルス

1　はじめに

これまでの章では、患者に起こっているこころの不調について、疾患や症状について、こころの仕組み図を用いて解説し、それらに関連した最新の動向などについて述べてきた。ここからは医療者自身のメンタルヘルスについて目を向けてもらいたい。

みなさんは悩みや苦痛を抱えた患者と向き合い、苦しいことや嬉しいこと、さまざまなストレスを受けているだろう。そのストレスを自分自身で日々感じたり、気づいたりすることができているだろうか。そして自分で自分をケアすることができているだろうか。

本章では、ストレスへの気づきやセルフケアについて具体的に説明し、日常で使用できるツールなども紹介したいと思う。まずは少し、日常の自分について振り返ることから始めていただきたい。

2　医療者のストレスとこころの不調

まずは、医療者のこころの不調について目を向けてみよう。仕事や生活の中で、以下のようなことを感じたり経験したりしたことはないだろうか。

・患者と接している最中にイライラする

・患者の言動に恐怖感や嫌悪感を感じる
・患者の前で思わず涙があふれる
・上司に指摘され自責感や恥を感じる
・職場に行く前や職場に着くと腹痛や頭痛を感じる
・患者の状態が悪化したときに自分のケアに落ち度があったのではないかと強く感じる
・ケアがうまく進まないとき、誰も助けてくれないと思う
・話がまとまらず気がついたら1時間話し合っていた
・患者や上司が夢に出る
・眠れない
・仕事以外の時間に仕事のことが頭から離れない

このような経験をしているとき、自分自身のこころの世界ではどんなことが起こっているのか、実は整理されていないことが多い。こころの世界が未整理なままでいることで、患者の言動を正しく評価することが難しかったり、苦手意識がさらに高まるといったことが起こる。さらに、ネガティブな感情がこころに広まると、苦手と感じる患者や家族、時には上司や同僚を避けがちになる。こころの世界が混乱し、苦手な人と距離をとろうとすればする程、実際の仕事場面では悪循環が生まれることが多くなるのである。

しかし、先述したような不快でネガティブな経験をすることや、他に何か（違和感や疑問など）を感じることは悪いことばかりではない。不快な感情や身体症状は、危機を知らせるアラームの役割を担っており、患者の状

態を理解する上で重要な情報となることは既に述べた（第1部-Ⅱ参照）。これらは、医療者にとっても重要な情報であり、自分自身を知る上でも学びの「種」にもなるだろう。本稿では、あなたはどんな種をもっているのか（どのようなことをストレスと感じているのか）を見つけ、その種について知り（こころの中の仕組みを知り）、どのように育てたらよいか（セルフマネージメントを行い）、他の植物とどう共存すればよいか（コミュニケーション・スキルのトレーニング）を考えることができるようになることが目的である。そして、あなたらしい草花が育つヒントとなればと思う。

医療者を取り巻く環境

医療者や支援者にとって必要な適性の一つに「指示を正確に遂行できること」「責任感があること」があげられる。医療現場において医師の指示通りではないケアや、責任感がない援助を提供された場合、患者が不安に陥ることは想像に難くない。ルールに従い、責任を持ってケアを提供されるからこそ、私たちは医療や福祉を安心して受けることができる。

世の中の多くの人々は「よいことをしていればよいことが起きる。悪いことをすれば悪いことがおきる」という、いわゆる公正信念が無意識に身についていることが多い。子どもの頃にこうした考えを家族や大人、先生などから教えられた記憶はないだろうか。公正信念は幅広く浸透している価値観の一つである(1)。しかし、医療や福祉の現場で辛いことが起きたとき、例えば不慮の事故や突然のお別れなど、その出来事を公正信念に当てはめて考えてしまうと、「もしあのとき、私が○○していればこの出来事は起こらなかった」「もし私がもっとよい支援者だったらこんなことは起きなかったかも」「私がダメな看護師だから上手くケアできなかった」という捉え方になってしまうことになる。辛い出来事について振り返ることは大切なことではあるが、支援者の適性性格である「従う」「責任感」が公正信念という考え方によって、必要以上に自責感や罪悪感を強めているとしたら、何かトラブルやショックな出来事が起きるたびに自分の責任と捉えることになる。さらにこのような考え方や物事の捉え方が習慣化したりクセになったりすると、仕事のみならず日常生活のさまざまな出来事に対しても自責的に捉えてしまいがちになる。必要以上に自分を責め続けることによって、いつのまにかうつ病寸前になっていたりすることもある。

医療者のストレス

ストレスに関する概要は第2部－Ⅰで既に説明した。ここでは簡単に振り返りをしておこう。「ストレス」や「ストレッサー」と聞くと、ネガティブな出来事をイメージするかもしれない。しかし、ポジティブな出来事もストレスといわれている。例えば、大切な人と別れることや病気になること、生活や経済が変化することもストレスであるが、結婚や妊娠、仕事の成功など、一見ポジティブな出来事もストレスといわれているのである。実は仕事や日常生活の中で私たちは想像以上にストレスを抱えているのかもしれない。

「ストレスが溜まった」「ストレスで調子が悪い」などと耳にしたり、もしくは自分自身でつぶやいていることはないだろうか。ストレスの表現は非常に多様である。ストレスを意識できる人は先述のように言葉で表現することもあるだろうし、意識していても言葉で表現しない人もいるだろう。また、ストレスが意識できずに腹痛や頭痛などの身体症状として表出することや、壁をけったり物にあたったりと行動で表現する人もいる。あなたはどのパターンだろうか。ここでは、あなたがどのような時にストレスを感じているのか気づくために、ストレスのアンテナの傾向について考えてみたい。

ストレスに気づく

ここでは、日常業務のストレスについて具体的にあげてみたい。「そんなことをストレスと言っていたら仕事が勤まらない！」と思われる人がほとんどであると思う。それは当然である。多忙な仕事中に、ストレスのアンテナを高くし、「またストレス、これまたストレス」と感じていては、仕事に集中できず、返って危険であり仕事が勤まらないだろう。しかし、そのストレスを感じないままにしていては、いつの間にか疲弊してしまっていたということになりかねない。まずは、以下の表をヒントに自分のストレスに気づくことから始めてみてはどうだろうか。ここでは、慢性的で日常的なストレスを表3-1に、急性的で非日常的なストレスを表3-2に示した。おそらく他にも「あれもそうかな」「これもそうかな」と頭に浮かぶかもしれないが、それはあなたにとって大切な気づきとなるだろう。

医療現場でよく感じられるストレスについて示したが、五年おきに厚生労働省が全国規模で行っている「労働者健康状況調査[2]」からも現代人の抱えるストレスの現状が垣間見え、みなさんのストレスへの気づきの参考になるのではないかと思う。平成二四年の調査では「仕事や職業生活に関する強い不安・悩み・ストレスがある」と答えた労働者は60・9％［平成一九年調査では58％］となっている。ストレスの原因としては、男性では「職場の人間関係の問題」（35・2％）「仕事の質の問題」（34・9％）「仕事の量の問題」（33・0％）「会社の将来性の問題」（29・1％）が、女性では「職場の人間関係の問題」（48・6％）「仕事の質の問題」（30・9％）「仕事の量の問題」（27・0％）「仕事への適性の問題」（21・0％）が上位となっている（表3-3）。

表 3-1　慢性的で日常的なストレス

日常業務のストレス	具体例
勤務交代	・日勤、夜勤、宿直、早番、遅番などの生活リズムが定まらない ・睡眠時間を確保できない ・十数時間の拘束勤務
勤務形態	・急変などにより定時の休憩を取れない・取りにくい ・休日に仕事の連絡がきたり、自らしたり
役職の変化	・後輩や実習生の指導 ・管理職の立場
身体に関わる業務内容	・身体の接触
生命に直接関わる業務内容	・薬品、血液、器械の管理において、一つのミスが患者の状態悪化や生命に関わりかねない
コミュニケーションが難しい患者や家族	・クレーマー ・暴力的な患者 ・性的な言動を発する患者 ・巻き込む患者
職場の人間関係	・苦手な同僚や上司、後輩、他職種 ・夜勤など少人数での密接さ
ターミナルケア	・人生の最後を看取る

表 3-2　急性的で非日常的なストレス

非日常業務のストレス	具体例
突然の別れや喪失	・予期できない患者の急変や別れ ・自身やスタッフの異動や退職
インシデントや事故	・ヒヤリハットした経験 ・不慮の事故を経験したり目撃したり

表 3-3　厚生労働省　平成 24 年　労働者健康状況調査より

(単位：%)

区分	労働者計	強い不安、悩み、ストレスの内容（3つ以内の複数回答）														強い不安、悩み、ストレスがない	不明
		強い不安、悩み、ストレスがある		仕事の質の問題	仕事の量の問題	仕事への適性の問題	職場の人間関係の問題	昇進、昇給の問題	配置転換の問題	雇用の安定性の問題	会社の将来性の問題	定年後の仕事、老後の問題	事故や災害の経験	その他	不明		
平成 24 年	100.0	60.9	(100.0)	(33.1)	(30.3)	(20.3)	(41.3)	(18.9)	(8.6)	(15.5)	(22.8)	(21.1)	(2.1)	(8.2)	−	39.1	−
男性	100.0	60.1	(100.0)	(34.9)	(33.0)	(19.6)	(35.2)	(23.2)	(8.7)	(12.8)	(29.1)	(22.4)	(2.3)	(6.0)	−	39.9	−
女性	100.0	61.9	(100.0)	(30.9)	(27.0)	(21.0)	(48.6)	(13.7)	(8.3)	(18.7)	(15.0)	(19.6)	(1.9)	(11.0)	−	38.1	−
(就業形態)																	
正社員	100.0	64.1	(100.0)	(35.0)	(32.9)	(20.8)	(37.9)	(21.3)	(10.1)	(9.7)	(26.5)	(21.4)	(1.9)	(7.7)	−	35.9	−
契約社員	100.0	62.7	(100.0)	(26.4)	(25.8)	(21.2)	(40.4)	(18.7)	(2.2)	(44.2)	(12.0)	(29.4)	(4.2)	(8.5)	−	37.3	−
パートタイム労働者	100.0	45.3	(100.0)	(28.1)	(20.5)	(13.6)	(64.1)	(6.2)	(5.7)	(20.6)	(10.5)	(13.6)	(1.7)	(11.0)	−	54.7	−
派遣労働者	100.0	68.1	(100.0)	(27.1)	(13.0)	(35.7)	(37.3)	(9.6)	(0.0)	(60.4)	(3.8)	(15.7)	(1.7)	(7.1)	−	31.9	−
臨時・日雇労働者	100.0	48.6	(100.0)	(−)	(31.3)	(25.5)	(41.8)	(0.2)	(1.0)	(34.7)	(37.8)	(34.0)	(8.4)	(26.7)	−	51.4	−
平成 19 年	100.0	58.0	(100.0)	(34.8)	(30.6)	(22.5)	(38.4)	(21.2)	(8.1)	(12.8)	(22.7)	(21.2)	(2.3)	(9.3)	(0.1)	41.2	0.8

このように、多くの人が人間関係や仕事自体の問題、自身の能力や将来への不安など様々な要因からストレスを感じつつ日常生活を送っていることがわかる。ともすると「どうせすぐに変えられることではないし……」「自分だけの努力ではどうにもならない」「周囲（環境や相手、自分以外）の問題でしょ」とストレスを放置したり、無関心になったりしていってしまうのではないだろうか。そういった、どうにもならないと感じているストレスも、時には目を向けてみてほしい。

離職問題

医療や福祉の離職率の問題について少し触れておきたい。厚生労働省などの資料やみなさんの経験からもご存じの通り、メンタルヘルスと離職は関係していることが多い。例えば、新人看護師や介護士の退職理由をみてみると、いずれも人間関係の問題や仕事に対する不安感や負担感が理由として挙げられている。[3~5] メンタルヘルスに対する取り組みは組織レベルで取り入れられているが、もう少し個人レベルにコミットした、ストレスに対するセルフケアの充実やコミュニケーションのスキルアップをはかることが、その人らしく仕事ができるようになる手がかりになり、不本意な離職を防ぐ要因の一つになるのではないだろうか。

ストレスへの対処方法

ストレスに対処する上で、休憩や休息は重要な役割を果たす。しかし、医療や福祉の現場では休憩時間をストレスの対処に当てることが難しいことも多いだろう。したがって、仕事から離れた時、例えば帰宅途中や自宅で休める時間に、自分がストレスを受けたということ（疲労感など）を実感し、セルフケアにつなげられるようにしてもらいたい。おそらく仕事から離れた後も、育児や介護、家事などでゆっくり自分自身をケアできない人もいるだろう。では、自分のストレスを無視したままでいるとどうなるだろうか。ストレスを無視した結果、気がついたら倒れていた、抑うつ状態に陥っていたなどの事態にもなりかねない。時間や機会は限られるかもしれないが、現在の生活の中で少しでも自分をケアする手段について考えるきっかけを得てもらいたい。

自分自身のストレスについて少し気づいてきたところで、具体的なストレスへの対処方法を考えてみたい。物事に対処をするには、対処しなければならない問題、つまり標的を正確に見定める必要がある。つまり、ストレスとなる出来事（現実の世界）が自分にどのような影響を与えているか（こころの世界）を見立て、自分を俯瞰して見ることからはじめる。そして、次の段階で不調をきたしている部分に実際に対処することになる。なぜ最初に自分自身を俯瞰することから始めるかというと、例えば、手術で腫瘍を摘出する際、まず正確な位置や大きさを確認するだろう。そのために画像検査をしたり血液検査をしたり、外から確認できる指標として心電図モニター等も装着する。できるだけ正確に腫瘍という標的を確認しておくことで、手術が安全に行えるのである。ストレスへの対処も同じように、ストレスを受けた際のこころの状態を整理し確認することで、的確でオリジナルな対処がしやすくなるのである。さらに、自分自身を俯瞰することは、モニタリングできるようになることである。継続的なモニタリングが可能になれば、日常的にセルフケアが行えるようになるのである。それでは、まずはモニタリングをするために、こころの世界を一緒にのぞいてみよう。

医療者のこころの世界

まず、こころの世界を整理してみよう。ＣＢＴモデルでは、こころの世界は感情、身体、考え、行動の四つに分けられて考えられることはすでに説明した（第１部-Ⅱ）。行動は、目に見えるので現実の世界に分けられることもある。一つずつ確認してみたい。

感情

感情はとは何だろう。感情とは喜怒哀楽を基本とし、ネガティブな感情とポジティブな感情に分けられる。大きく分けると以下の種類があるといわれている（表3-4）。

ここでは、私たちにとって苦痛や不快として感じるネガティブな感情について注目したい。感情の例えとして「感情はこころのアラーム」といわれている。アラームにはそれぞれ意味があり、自分を守るための大切な役割があると言われている。そもそも、アラームと聞くとみなさんはどんなものを浮かべるだろうか。

表3-5を見てほしい。どれも、患者が安全に安心して生活や治療を受けるために必要なアラームであることはご存知だろう。そして、これらに共通していることは、どのアラーム音もうるさく感じ、

表 3-4　感情の種類

ポジティブ感情	ネガティブ感情
嬉しい	怒り
楽しい	不安
喜び	悲しみ
	寂しい
	空しい
	恥ずかしい
	嫌悪

表 3-5　医療現場で用いるアラームとその意味

アラーム	アラームの意味
目覚まし時計	・覚醒を促す ・時間を知らせる
転倒防止マット	・転倒するかもしれない、転倒した
心電図モニター	・心臓機能や器械の異常を知らせる
点滴ポンプ	・点滴器械の異常や輸液完了を知らせる
呼吸器	・呼吸機能や器械の異常を知らせる

表 3-6　感情の種類とその意味

感情	感情の意味
怒り	・自分の領域が侵されると感じて押し返す ・思い通りにいかないので何とかしたい
不安	・コントロールができないことがある ・何か悪い事が起こりそう ・何か未知なことが起こりそう
悲しみ	・大切な何かを失った ・大切な誰かを失った ・夢や希望を失った ・こころが傷ついた
さみしい	・自分が所属する場所がない ・自分のことをわかってくれる人がいない ・誰も一緒にいてくれない
空しい	・やっている事の意味が無い ・自分が選び取っていないことをやらされている
恥ずかしい	・他人に見られている ・自分の弱いところを知られている ・無防備な姿を見せる
嫌悪	・我慢ならないものや考えを受け入れることや近づくこと

アラームを止めない限り鳴り続けることである。同じように、アラームとしてのネガティブな感情は、うるさく不快に感じ、対処しない限り鳴り続けるといわれている。また、アラームにはそれぞれ意味や役割がある。例えば、心電図モニターのアラームは、患者の心臓機能や身体状態の変化や器械の異常を知らせてくれる役割がある。心電図モニターのアラームが鳴っているのに、転倒防止マットを確認しても意味がない。心電図モニターのアラームが鳴っているから，私たちは患者の心臓機能の変化に注目したりモニター器械を確認するのである。感情の意味については表3-6にまとめたのでこちらも参照してほしい。したがって、まずはアラームとしての感情に気づくことが非常に重要である。

身体

身体にもアラームの役割がある。例えば、怒り

表 3-7　感情と身体反応の関係

感情	心拍数	指先の体温
怒り	↑↑↑	↑↑↑
恐れ	↑↑↑	↓
悲しみ	↑↑	↑
嫌悪	↑	↓↓
幸せ	↑	↓

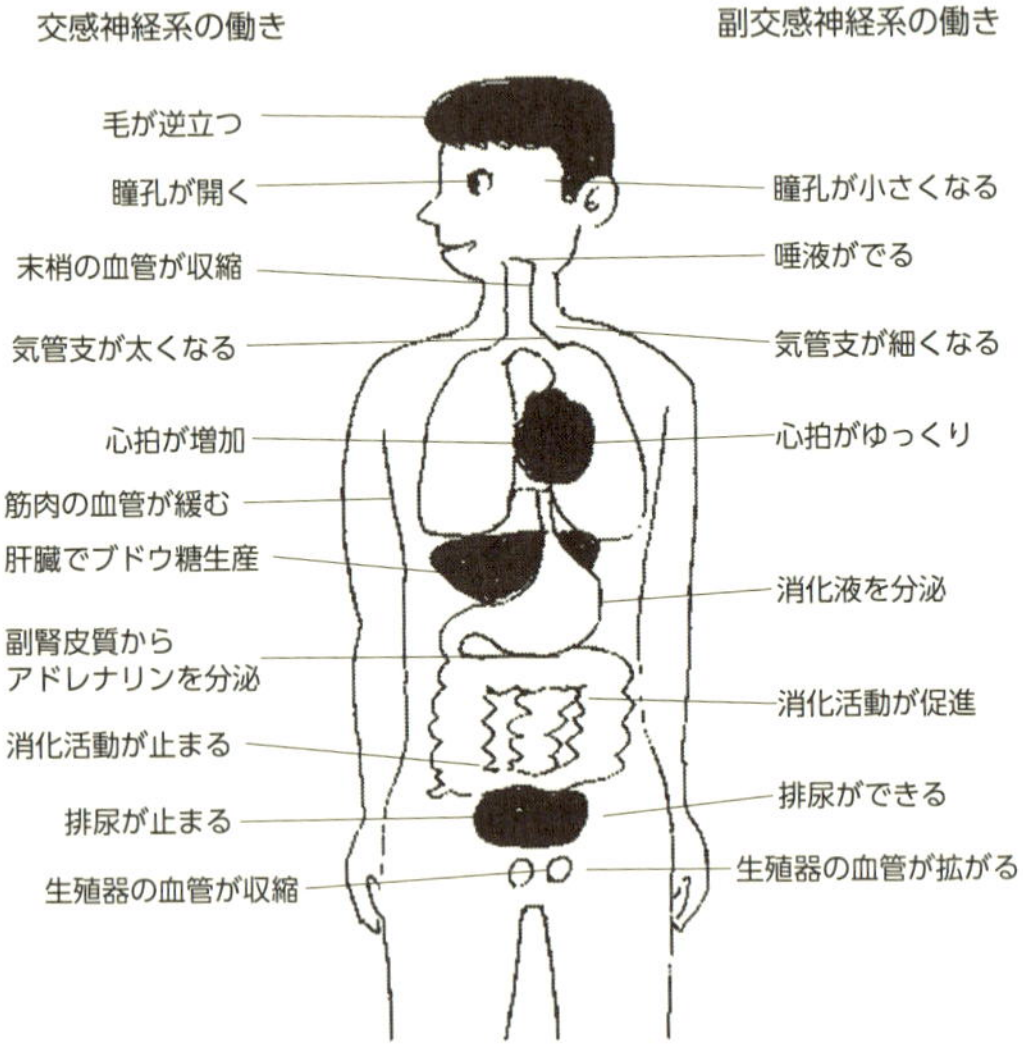

図 3-1　文部科学省在外教育施設安全対策資料【心のケア編】より引用

を感じると身体が熱く感じたり、恐怖を感じると脈拍が上昇したりしないだろうか。感情と自律神経系は密に関係している。ここでは、感情と身体の反応について触れてみたい。

人は危機的出来事に出くわすと、それに対し戦うか逃げるかという身体的な処理が自動的に行われる。これを闘争―逃走反応（fight or flight response）という（第1部―Ⅳを参照）。動作に備えて、末梢の血流を増大させ、筋緊張を高める。当然、血圧や呼吸数は増え、動作に不要な消化器系の機能は抑制される。

もしも体表面に傷を追っても出血が生命に影響しないように身体表面の血管は収縮する。これらは、脳が自分自身の生命を守り、危機的出来事に適応するための変化である。しかし、身体のアラームが鳴っているのにも関わらず、そのまま放置しておくと慢性的な身体の痛みや過覚醒状態にさらされていることになり、やがては心臓疾患や消化器系潰瘍、免疫機能の低下につながり、さらにストレスを増大することになる。表3-7は、感情と身体反応の関係を表したものである。さらに、身体反応と自律神経（交感神経および副交感神経）の働きは密接に関係しているといわれている（図3-1）。自律神経をコントロール（セルフケア）することは、身体や感情のアラームを止めることにもつながることになる。

考え

次は、考えについてみてみよう。人は出来事を理解したり解釈したりするときに、自動的に自分の考えのフィルターを通して考える。具体的には、事実に基づいてい

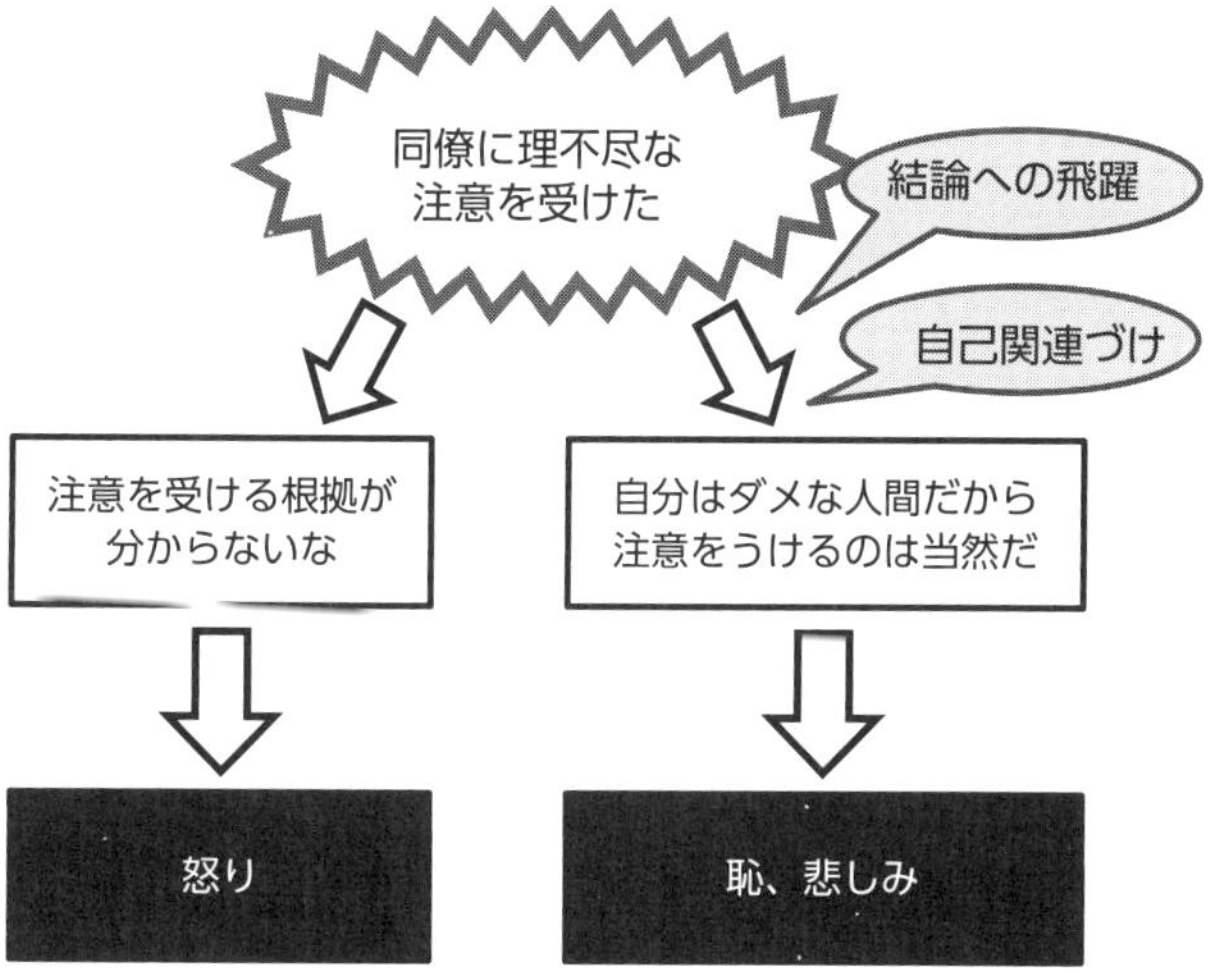

図3-2　同僚から理不尽な注意をされた時の思考や感情の例

表 3-8　極端な考え方のパターンとその例

考えのパターン	説明	具体例
白黒思考	現実を「白と黒」のように２種類に分けること。	・どんな状況でも仕事は常に完璧にしておかなければならない
自己関連づけ	ネガティブな出来事を自分のせいだと解釈すること	・患者２人が内緒話しをしているのは自分の文句を言っているに違いない ・先輩が苛々しているのは自分のせいに違いない
悪い面への注目	出来事の一部のみに注目し、それ以外のよい部分を無視すること	・昨日上司に注意を受けたので自分はこの仕事に向いていない ・患者へのケアが上手くいかなかったのは自分がだめな支援者だからだ
よい面の割引き	出来事のポジティブな面を無視すること	・仕事についてよい評価をもらったが過去の失敗に注目している
結論への飛躍	根拠が何もなく出来事を否定的に解釈する	・きっと患者は自分を信頼していない
過度の一般化	一度の出来事を繰り返されるパターンといて捉えること	・一度上司に注意されたから今後も目をつけられて注意されるに違いない
破局視	大げさに解釈すること	・仕事でミスをしたから絶対異動させられる
感情的理由づけ	思考への感情反応が、その思考が正しいということの証拠であると根拠づけること	・自分は仕事が全然できなく恥ずかしいから、きっと仕事ができていない

る、つまり透過性のよいフィルターであったり、かなりクセのある複雑なフィルターであったりといったことである。そのフィルターは個人差があり、状況によっても左右され、異なるものを用いている。フィルターに正しいとか間違っているというものはない。しかし、強いストレスが継続していたり、セルフケアができないと複雑なフィルターを用いがちになる。また、ストレスフルな状況では複雑なフィルターを用いていることと自体に気づいていないことも多い。つまり自分自身を客観的に、俯瞰して観察しづら

くなる。

例えば、同僚から理不尽な注意をされた際、あなたならどう考えるだろうか（図3-2）。「自分が注意を受ける根拠が分からない」と考えたり「自分はダメなスタッフだから注意されるのは当然だ」と考えるかもしれない。他にもいろいろな解釈の仕方があるだろう。後者の場合、理不尽な注意にも関わらず、自分のせいと決めつけ、結論に飛躍していることが見受けられるだろう。もしかすると、後者のような考えが自動的に浮かぶ人は、さまざまな出来事について自分のせいだと解釈してしまうクセがあるかもしれない。また、さらに一歩いくと、考えや解釈の仕方によって、感情も異なることに気づくだろうか。クセのある複雑なフィルター、つまり極端な考え方のパターンについては表3-8に示しておく。

行動

前項でも述べたように、身体に闘争—逃走反応があるように、行動も闘争—逃走反応のパターンに分けられる。感情・考え・身体の影響を受けて行動は生まれると言われている。人は感情や身体のアラームを止めるために行動をする。一方で考えと似ているところもあり、ストレスを強く感じ、自分について俯瞰して観察することが困難になると極端な行動になったり、その行動パターンが習慣化されてしまう。あなたの行動パターンは、戦う派（立ち向かう）もしくは逃げる派（のんびりする）どちらかだろうか。仕事中も仕事以外でも戦う派または逃げる派でもよいし、仕事中は戦う派だが仕事以外は逃げる派でもよいと思う。考えについてのフィルターの例えと同じように、行動にも正解はない。しかし、常に戦闘モードでいると、感情や身体のアラームに気づかないまま戦い続けることになり、疲労困憊となるだろう。一方、常に逃げるモードでいると、問題が解決しないまま抑うつ気分が増大し、さらに問題が深刻化したり、山積みとなるだろう。どちらかの行動パターンに偏りすぎないように、考えと同様、まずは自分の行動パターンに気づき、バランスをとるためにセルフケアをすることが大切である。

行動面の変化としては、ミスが増える、回避・逃避傾向が見られる、口論などが増える、作業能率の低下、生活リズムの乱れ（睡眠など）、飲酒や喫煙量が増える、引きこもりがちになるなどが挙げられる。このような変化は急性に起きることは少なく、日常生活を過ごしながら時間をかけ徐々に変化してくることが多いため、自分自身では見過ごしやすいといえる。一方で、家族や友人、仕事の上司・同僚など他者からは行動面の変化は比較的気づいてもらいやすい。普段から「自分はストレスがかかった時にどのような行動パターンをとりやすいか」などを周囲の人にあらかじめ聞いておき、リストアップしておくこともセルフケアにとって有効だろう。

3　セルフモニタリング

こころの仕組み図

ここまで、医療者が感じやすい感情・身体・考え・行動の特徴について説明してきた。ストレスな出来事を経験した際、それら四つの側面に当てはめて整理すること（自分のこころの中を鏡に映すこと）で、自分のこころの中で起こっていることを俯瞰してみることができ、さらには自分の傾向やクセに気づけるだろう。例えば、「私は悲しい感情がでやすいのかな」「白黒思考のクセがあるかもしれない」「身体に反応がでやすい」など様々な気づきがあるかもしれない。参考までに、こころの仕組み図のシート（図3-3）と、その例としてAさん（図3-4）とBさんの事例（図3-5）のこころの仕組み図を示す。

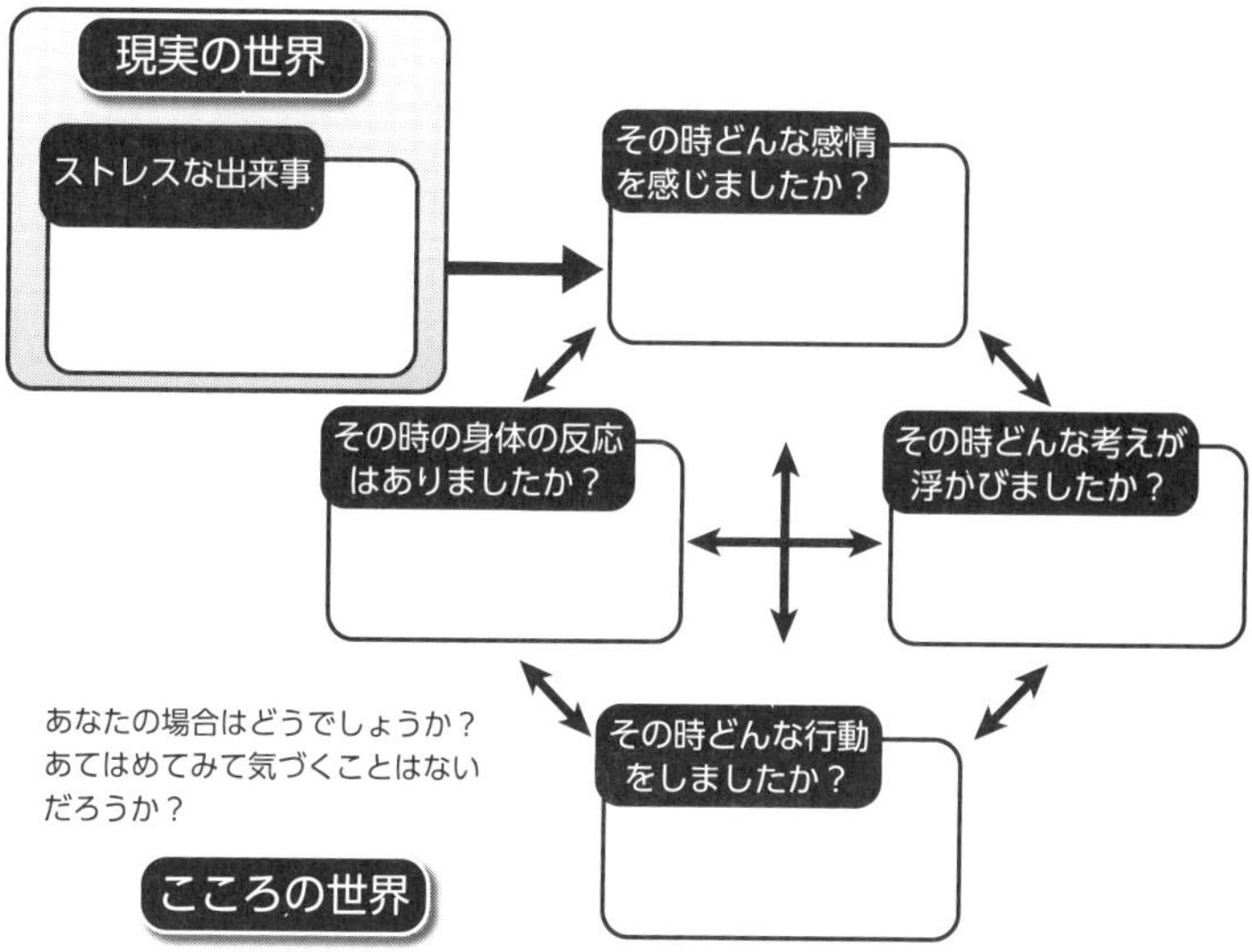

図 3-3　こころの仕組み図

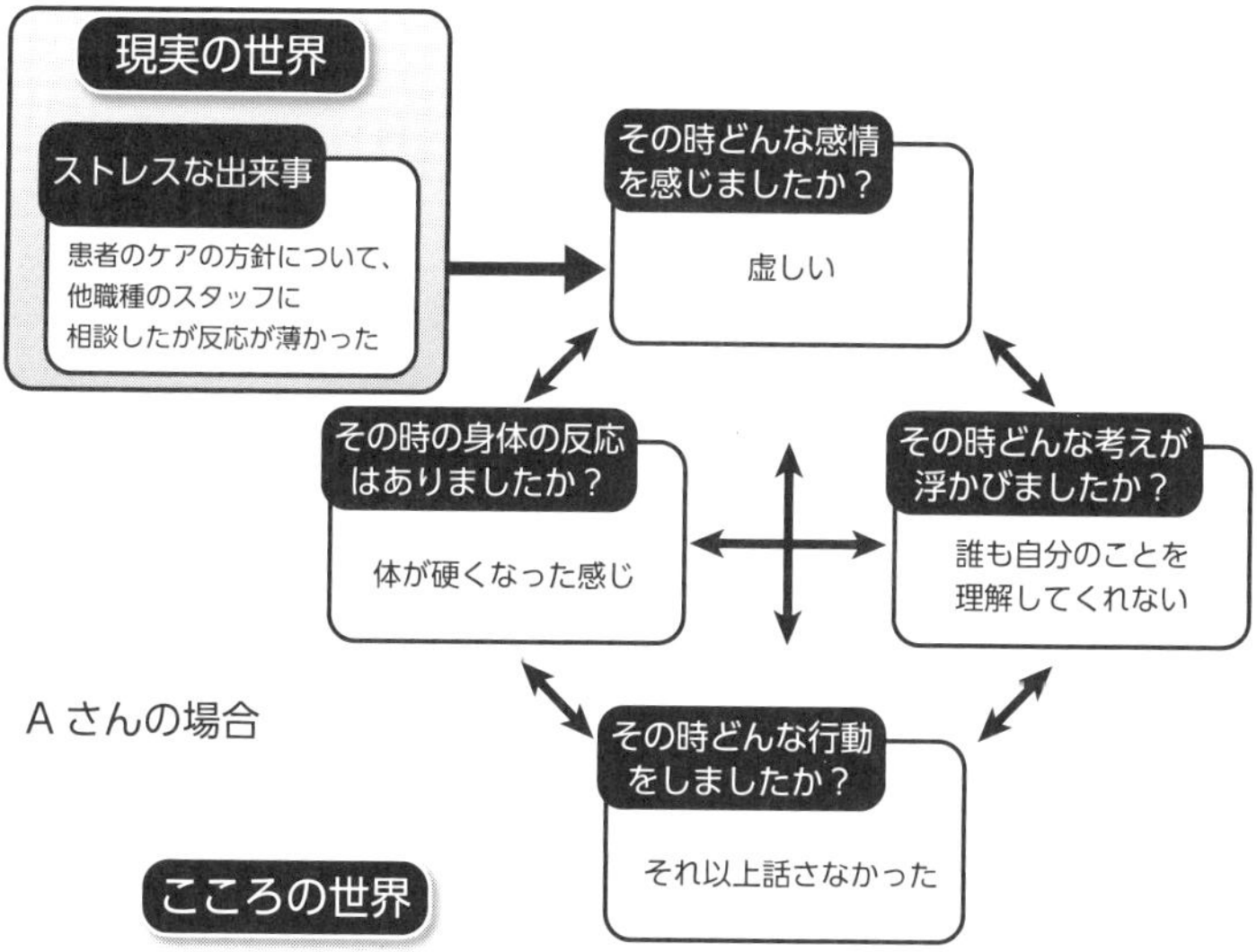

図 3-4　A さんの例

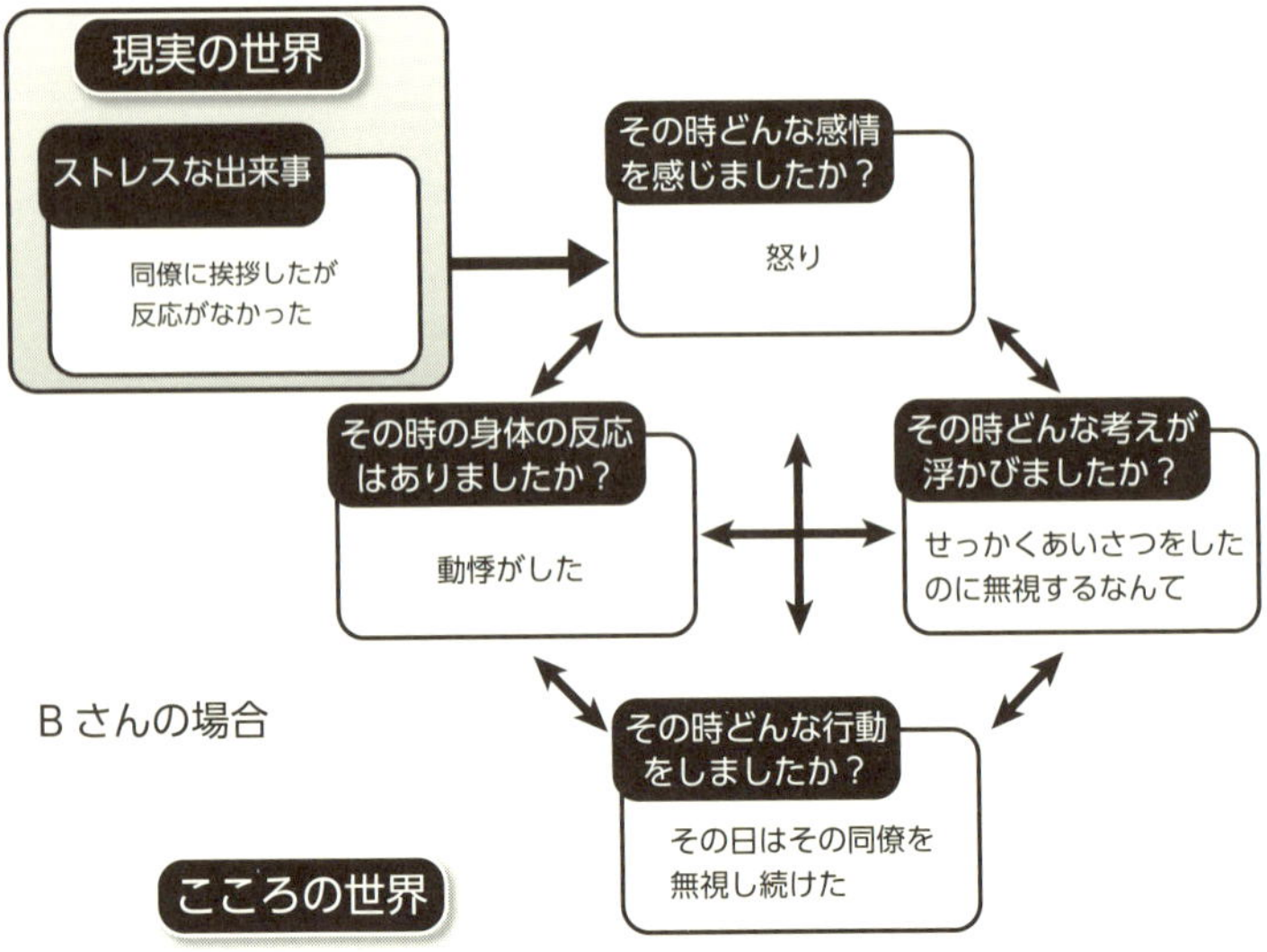

図 3-5　B さんの例

事例

Aさんの状況

病棟勤務三年目の看護師Aさん。担当している患者が間もなく退院することになり、患者をふまえAさんや他職種とチームを組み、退院に向けての準備を進めているものの課題が山積している。日に日に退院日は近づき、同僚からも「退院計画は大丈夫なのか」と心配されている。Aさんは困り果て、この一週間は残業をして一人でプランを練り直したりしていた。勤務中、担当医師を見かけたため、患者のプランについて話しをすると「今は忙しいからまた後で」と言われてしまった。「困っているのに誰も私のことを分ってくれない」という考えが浮かび、空しい気分になった。

Bさんの状況

病棟勤務一年目の介護士Bさん。ある朝出勤し、情報収集をしている同僚に「おはよう」とあいさつをしたところ返事がなかった。その時、胸のドキドキと怒りを感じた。「せっかくあいさつしたのに無視をするなんてひどい！」という考えが、勤務中繰り返し浮かんでいた。その後、無視をした同僚に声をかけられても返事をしなかった。

こころの仕組み図を活用して、自身の状態を俯瞰することができると、ストレスへの対処がしやすくなり、ストレスによって心身共に深刻な状況へ陥ることは避けやすくなるだろう。しかし、医療現場で勤務している多くの方の場合、慢性的な疲れを抱えていることが多く、「いつもと変わらない」と身体的な不調のアラームは見過ごされやすいように感じる。そのため、普段は患者に行っているような触診（肩の筋肉が張っていないか等）を自分自身に行ってみる、呼吸の回数や深さに意識を向けてみる、定期的に脈拍や血圧などを測定して生理的な指標の変化を把握することなど、身体の変化をセルフモニタリングしていくことも有用だろう。

セルフモニタリング表

こころの仕組み図では、あるひとつの状況を四つの側面に分け客観的に自分を見ようとする取り組みであった。これに対し、セルフモニタリング表は日記のように自分のことをチェックし継時的に自分の状態を確認するためのものである。セルフモニターを習慣化させる目的として使用してもらいたい。セルフモニタリングが習慣化することで気分と身体は関係しているということがわかるかもしれない。出来事、気分、睡眠、食欲、お通じがどのように関係しているだろうか。もしかすると自分のパターンを見つけられるかもしれないのでぜひ使ってみていただきたい（図3-6）。

		8：00	10：00	12：00	15：00	8：00	20：00	
（月）	出来事							睡眠　　時間 質：良----悪 食欲：有　無
	気分							お通じ：
（火）	出来事							睡眠　　時間 質：良----悪 食欲：有　無
	気分							お通じ：
（水）	出来事							睡眠　　時間 質：良----悪 食欲：有　無
	気分							お通じ：
（木）	出来事							睡眠　　時間 質：良----悪 食欲：有　無
	気分							お通じ：
（金）	出来事							睡眠　　時間 質：良----悪 食欲：有　無
	気分							お通じ：
（土）	出来事							睡眠　　時間 質：良----悪 食欲：有　無
	気分							お通じ：
（日）	出来事							睡眠　　時間 質：良----悪 食欲：有　無
	気分							お通じ：

図 3-6　セルフモニタリング表

4 ストレスマネージメント

ある実験で、ポジティブな感情を感じることは、ネガティブな感情から回復させるのに非常に効果的であることが示めされた。私たちは、落ち込んだりすると、好きな音楽を聞いたり植物に触れたり（喜び）、家族や友人に話したり（安心）と、自然にそのような行動をしているかもしれないが、それは効果的なアラームの止め方だったのである。(6)

感情・身体・考え・行動のバランスをとるために、自分をケアする方法として、少し嬉しいと感じることや少し達成感が上がるものを考えて、日常の中で意識的に行ってみてはどうだろうか。少し嬉しいこと・達成感があることとしていくつか例をあげてみる。あなた自身のオリジナルの少し嬉しいこと・達成感があることについても、考えてもらいたい。

- 好きな洋服を着る
- 好きな音楽を聴く
- 植物を観る
- おいしいお菓子を買う
- ストレッチをする
- 相手を褒める

また、自分のケアをしていく上では、実際に行って効果のあるもの、自身の状況（感情・身体・考え・行動）に合っ

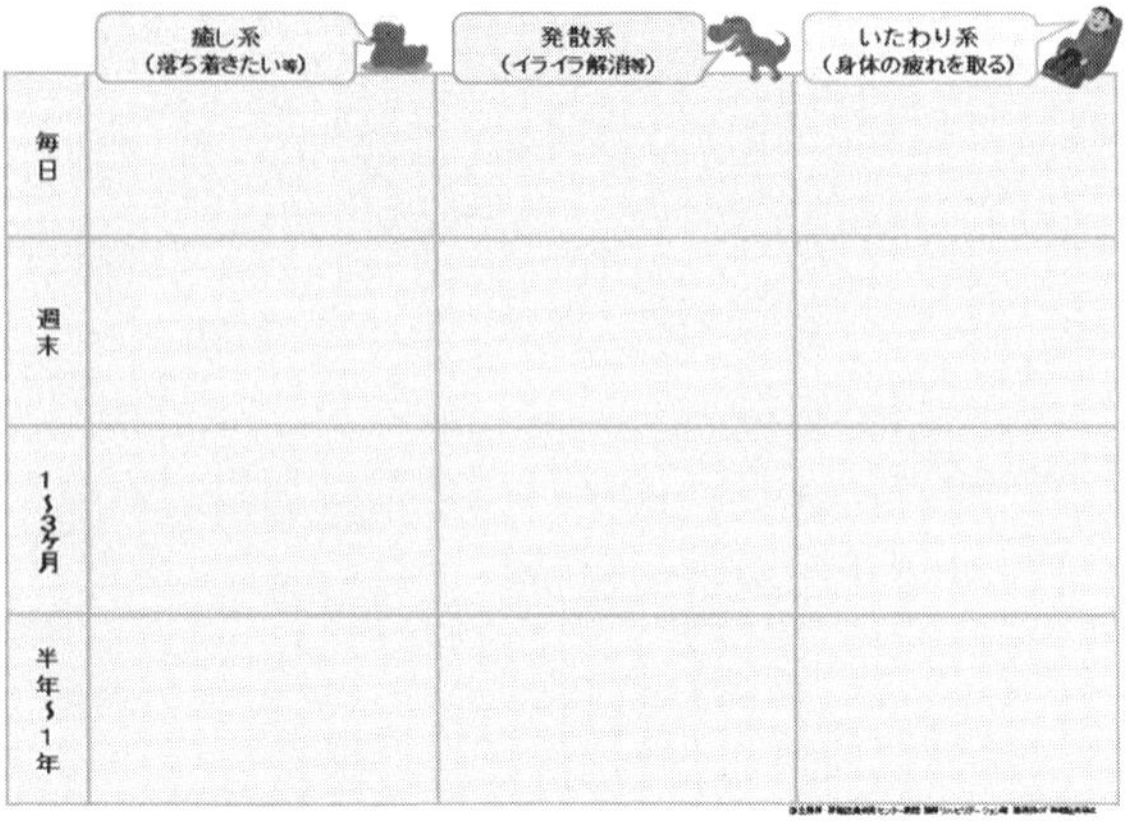

図3-7　ストレスマネージメント法

たものであることが重要である。しかし、アラームが鳴ってしまった時（落ち着いて考えられない時）に自身の状況に合ったものを適切に選択し、実行することは難しいことも多いため、あらかじめ自分にあったストレスマネージメント法をピックアップしておくと良いだろう。その際に、どのような感情の時にどのような対処をするのか、毎日できるのか、年に一回のご褒美なのか頻度を決めておくことも重要である。（毎日の対処法がお金や時間のかかるものでは経済的にも肉体的にも負担になってしまう）筆者が臨床場面で活用しているストレスマネージメント法（図3-7）をあげておくので、参考にしていただければと思う。

5　職場におけるコミュニケーション

円滑なコミュニケーションのために

医療や福祉の現場において、コミュニケーションは患者にケアを提供する上で基盤となり、なくてはならないものである。多くの論文で、「治療の効果」を構成する要素には、医療者側の特別な治療技術や患者の能力だけでなく、医療者が共感的であることや良好な治療関係の構築といったことも必要な要素として示されている。つまり、いくら最新の技術やエビデンスに基づく治療方法を提供できる能力があったとしても、コミュニケーションが上手くいかなかったり、良い治療関係が築けていなければ、その効果は十分に発揮されないということになる。(7~9)

私たちは一日に何人とコミュニケーションをとっているのだろうか。患者やその家族だけでなく、職場の同僚や他職種などさまざまな人と接している。医療者と患者、作業療法士と医者、看護師と検査技師など、それぞれに異なった見解や専門的視点があり、お互いに理解し合い、信頼し合う関係が築かれていることがよりよいケアや治療の効果を発揮するであろう。医療現場において円滑なコミュニケーションをとることが、さまざまな他者とよい関係を築くための重要な手段となる。

ここでは、日常のコミュニケーションについて振り返り、自分のコミュニケーションの取り方の傾向を知り、よりよい自分らしいコミュニケーションをとるためのトレーニングを紹介したい。まず、職場のコミュニケーションの中で以下のような困ったことはないだろうか。

【職種間の問題】

①それぞれの専門用語が違う
・同職間では伝わるが、他の職種では普段使っていない言葉や評価方法
・略語

②人数の違い（コメディカルは少なく、看護師は多いなど）
・カンファレンスなどにおいて少ない職種では発言しても支持が少なかったり、言った発言の重さも違う（そ

の職種を代表した意見のようにとられる）

③ヒエラルキーの問題（医師をトップとしたピラミッド：自分の意見を言いにくい）

④バックボーンの違い（福祉職と医療職）

・医療用語は通じにくいなど

⑤業務の忙しさ

・それぞれの仕事の忙しさや仕事のペースが合わない（口頭で伝えた方が早い時とメモを使う時、メールにする時など相手が受け取りやすいコミュニケーション手段の選択）

【患者や家族】

①現実的に厳しいことを伝えなければいけない時の表現（検査の結果・予後）

②分かりにくい専門用語をかみ砕いて伝える（企業などに障害を説明する時も含まれる）

コミュニケーションの取り方の傾向に気づく

まずは日常の自分のコミュニケーションについて振り返ってみよう。図3-8の項目で自分に当てはまるもの、当てはまらないものはどれだろうか。自分の傾向やクセを見つけてみよう。

コミュニケーションには四つのレベルがあるといわれている（図3-9）。「あいさつレベル」「事実・数字レベル」「信条・信念レベル」「感情レベル」である。日常業務を振り返ってみると、四つのレベルを自然に使い分けてコミュニケーションをとっているだろう。「こんなの当然できている」と思われるかもしれないが、コミュニケーショ

相手の「はい」「いいえ」「わからない」を聞けているか

・自分が発信したメッセージに対し，相手はどのような反応を示しているか聞き取れているだろうか。「はい」なのか「いいえ」なのか「わからない」なのか。相手の反応を読み取れているだろうか。

自分の「はい」「いいえ」「わからない」を相手に分かりやすく伝えているか

・分かりにくい反応をすると相手に伝わりにくく，誤解がうまれたりするかもしれない。

あいさつでスタートできているだろうか

・あいさつは、コミュニケーションの入り口であり，必須である。これからコミュニケーションを始めるというサインと言われている。

声や表情に意識を向けているか

・言葉で「yes」と言いながら表情や声のトーンでは「no」と言っていないだろうか。相手はどちらのメッセージが真実なのかと戸惑いかねない。逆に相手がそのような反応をしてきたら，その違和感にあなたは気づくことができるであろうか。

相手の話を最後まで聞いているか

・相手が話す文章の句読点「・・・。」まで聞き終えてから話しているだろうか。最後まで聞くと，相手は「話を聞いてもらえている」と感じる。

相手のコミュニケーションレベルに合わせているか

・相手があいさつ程度のコミュニケーションを求めているのに，感情に触れるレベルのコミュニケーションをとろうとしたりしていないだろうか。同じレベルでコミュニケーションをはかろう。別表参照。

沈黙をうまく扱えているか

・沈黙はときに優れ弁舌よりも説得力をもつと言われている。しかし，あまり関係がない相手と沈黙になることは，相手に誤解を招く可能性もあるので，相手や場面などによって使い分けるのがよい。

腹話術話法のわなにはまっていないか

・相手の思い通りに言わされていないだろうか。噂や悪口を真に受け乗ってしまうことはないだろうか。

相手からフィードバックをもらっているか

・「今までの説明で分かりにくいところはありませんか」「質問はありませんか」と相手の反応や理解度を確認できているか。自分の話し方の不足部分に気づくことができ，相手には配慮してもらえている、丁寧に対応してもらえていると感じてもらえるだろう。

相手の感情を捉えているか

・相手の感情のアラームに気づくことで，相手の心の中や行動がみえてくるだろう。

自分自身をケアできているか

・自分の心のエネルギーが空っぽでは，そもそも他人をケアすることはできないことは皆さんご存知の通りでしょう。

図 3-8　コミュニケーションの取り方沈黙をうまく扱えているか

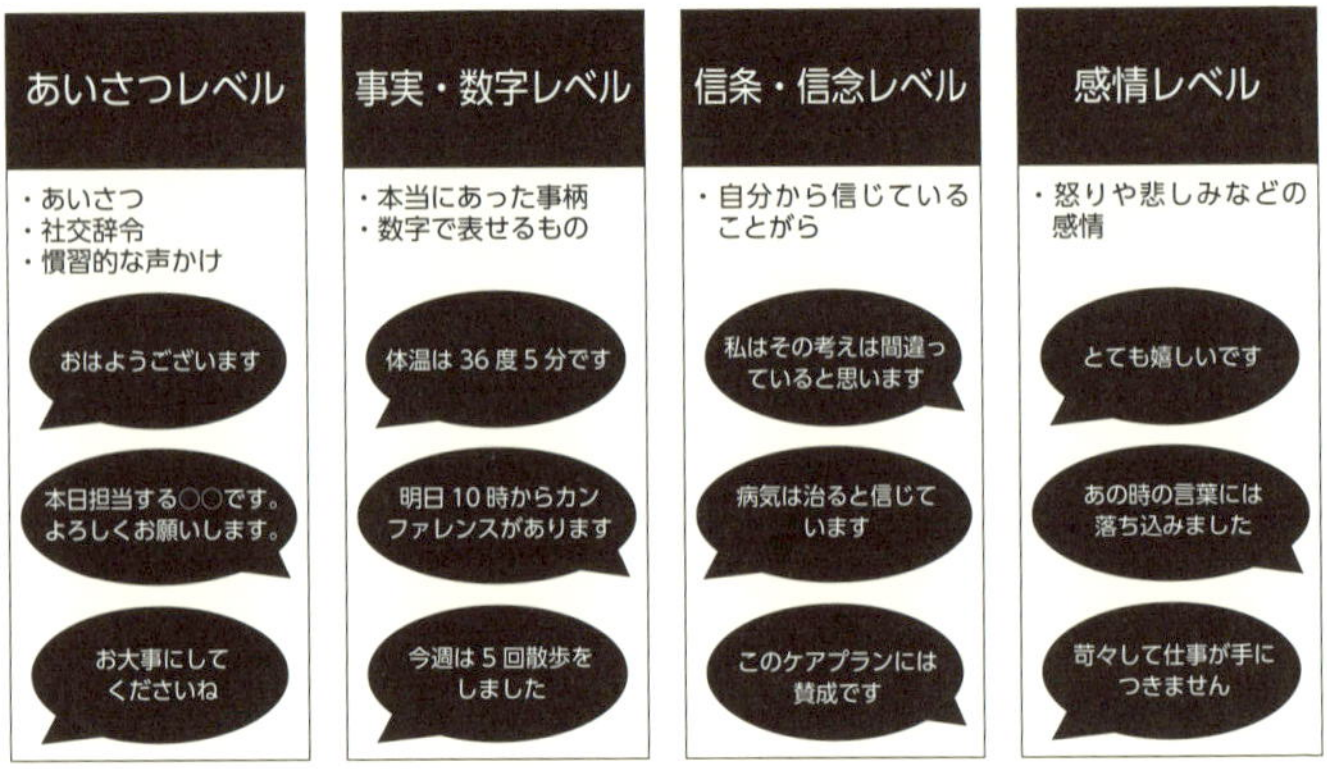

あいさつレベル
・あいさつ
・社交辞令
・慣習的な声かけ
おはようございます
本日担当する○○です。よろしくお願いします。
お大事にしてくださいね
事実・数字レベル
・本当にあった事柄
・数字で表せるもの
体温は 36 度 5 分です
明日 10 時からカンファレンスがあります
今週は 5 回散歩をしました
信条・信念レベル
・自分から信じていることがら
私はその考えは間違っていると思います
病気は治ると信じています
このケアプランには賛成です
感情レベル
・怒りや悲しみなどの感情
とても嬉しいです
あの時の言葉には落ち込みました
苛々して仕事が手につきません

図 3-9　コミュニケーションの４つのレベル

ンに違和感を感じたり、うまくいかないと感じたりする時、このレベル合わせでつまずいていることがある。例えば、相手が感情レベルで話しているのに、あいさつレベルで返していたら、対話は成立せず相手は受け取ってもらった気持ちがしないだろう。相手が発したレベルや、自分が発したレベルを意識したり、見分けたりすることもコミュニケーションをうまく取るためのポイントの一つと言える。

コミュニケーションの基本

　コミュニケーションには型があり、ABCDの四つのステップで構成されている（図3-10）。体位変換を行うのにも、血圧を測るのにも基本的ステップがあるように、コミュニケーションにも基本的な型がある。患者のみならずスタッフ間のコミュニケーションであっても、基本的には型は同じである。

　では、日常のコミュニケーションを思い出しながら、基本の型である、四つのステップについて振り返ってみていただきたい。ここではまず、基本的な型について説明していく。

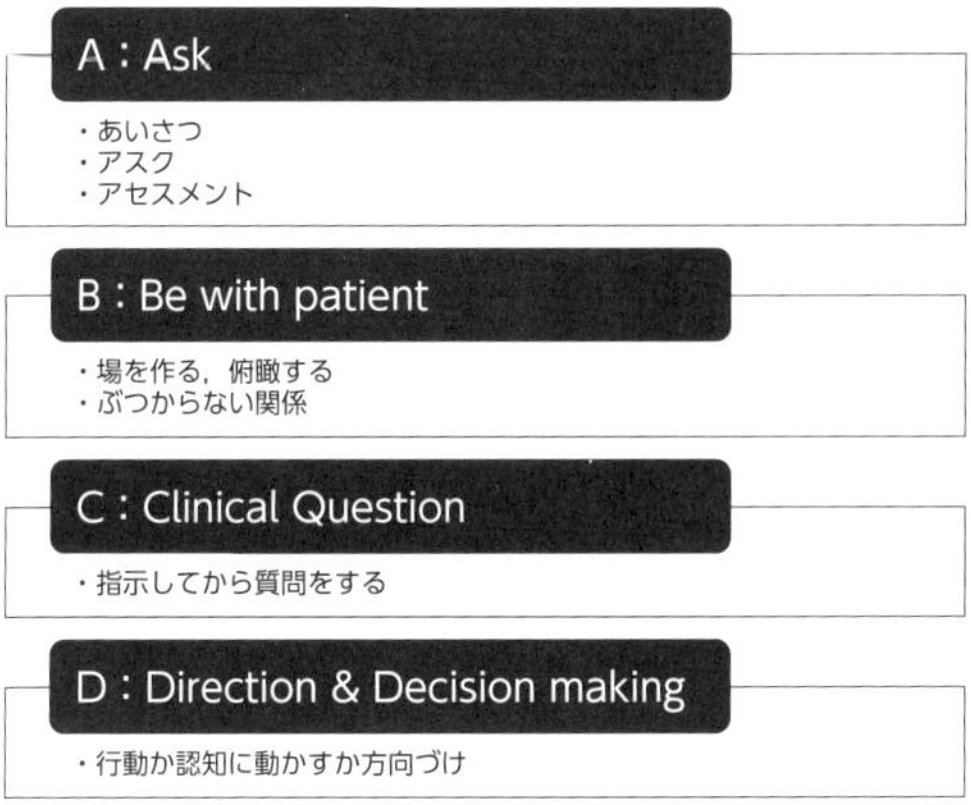

図3-10　コミュニケーションのABCD

ステップA

「おはようございます」などの挨拶から始め、安心で安全な環境をつくる。そして、「どうしましたか？」などとオープンな質問をし、情報収集をしながらアセスメントを行うことが目的である。アセスメントにおけるポイントは①相手が話す内容には主観や客観が混在している可能性があることを意識し鵜呑みにしないこと②相手がどのような感情なのかに注意を向けることである。感情を捉えその感情の意味をたどることができれば、相手が何を言おうとしているか予測が立てられる。

ステップB

相手の状態をアセスメントした後は、相手に寄り添い支えるステップに移る。「○○なんですね」という言い切りの共感や、「つまり××ということなんですね」と相手の話を鏡に映すように応答することで、相手は「そうですね」「そうなんです」と言うことになるだろう。これによって、ふたりの関係は対立状態の「OFF」ではなく、関係がつながっている「ON」の関係になったと言える。

時には、こちらがいくら相手の感情に注意を払っても、相手が「ON」にならない場合も当然ある。それは相手が葛藤していて、自分の気持ちを決めかねている場合などである。そのような場合は、「ON」になることを一方的に押しつけず、その葛藤の理由を並べて表すと、相手は「そうなんです」と「ON」の関係を示してくれることもあるだろう。また、相手の反応を100%コントロールすることはできないことも理解しておくとよいだろう。

ステップC

関係が「ON」になったところで、相手と一緒に問題をみつめ、目標を明らかにしその目標に向かって動くことがここでの目的である。問題を解決するために大きな力を発揮するのが「ソクラテス式質問」である。ソクラテス式質問については、第1部-Ⅳで説明している。患者のみならず同僚間のコミュニケーションの上でも役に立つスキルなので、試してみてもらいたい。

ステップD

最終段階では、問題解決に向けた方向づけをしていく。問題には、結果を変えられる問題と変えられない問題がある。結果を変えられる問題であれば「行動」から、変えられない問題に対しては「認知（考え）」からアプローチするのがよいかもしれない。

しかし、実際には型通りに実施してもうまくいかないこともある。臨床現場で体位変換を行う際、基本通りではうまくいかないことがあるだろう。それは、相手の体格や可動域など個人によって異なるからである。その際、みなさんは参考書を読み、同僚に相談するなど工夫しながら再度実施するだろう。工夫をせず全て型通り実施していたら支援者が腰痛を起こすだけでなく、患者に負担がかかることは言うまでもない。つまりコミュニケーションにおいても、基本の型でうまくいかない場合は、相手の個別性を理解し考え、修正しながら試してもらいたい。

コミュニケーションのスキルアップ

ここではコミュニケーションをスキルアップするための、トレーニングやワークを紹介したい。以下に言語的なものと非言語的なものに分けて紹介する。

言語的コミュニケーションに関するスキルアップ

前項で扱ったコミュニケーションのステップAとBに関するエクササイズについて紹介する。悲しそうな相手の感情を捉え「それは悲しいですね」ということで、相手に「そうなんです」と言ってもらうことで、「ON」の関係を築くためのエクササイズである。患者、同僚や他職種が話す一言一覧が（図3-11、3-12）にある。自分がその聞き手役になったと想像して、話し相手の感情に当てはまるものに○で囲んでみてもらいたい。

コミュニケーションは、相互的なやりとりなのでテンポも重要になる。相手の意図を瞬時に判断することが求められる。これまで意識的に相手の感情に焦点を当てて会話をしてこなかった場合、急に相手の感情を捉えることは難しいと感じるかもしれない。まずは、このような用紙を用いたエクササイズでウォーミングアップしてお

	状　況	感　情
1	体調がよくなりません。せっかく入院したのに、このまま良くならないのかもしれない。	悲しい、怒り、寂しい、空しい 嬉しい、不安、恥ずかしい、 がっかり
2	明日手術です。初めてなので落ち着きません。	悲しい、怒り、寂しい、空しい 嬉しい、不安、恥ずかしい、 がっかり
3	昨日もよく眠れませんでした。体がだるいです。	悲しい、怒り、寂しい、空しい 嬉しい、不安、恥ずかしい、 がっかり
4	見舞いに来た上司に、いつ復帰できるんだと何度も聞かれました。会社が大変なのはわかるのですが・・・	悲しい、怒り、寂しい、空しい 嬉しい、不安、恥ずかしい、 がっかり
5	明日家族が見舞いに来てくれる予定だったのに、来られなくなったみたい。久しぶりだったのに。	悲しい、怒り、寂しい、空しい 嬉しい、不安、恥ずかしい、 がっかり
6	隣の部屋の人に「あなたは元気そうでよいわね」と言われました。元気だったら入院していません。	悲しい、怒り、寂しい、空しい 嬉しい、不安、恥ずかしい、 がっかり
7	人の輪に入るのが苦手です。一人でいる自分は、周囲から変に思われているのでしょうか。	悲しい、怒り、寂しい、空しい 嬉しい、不安、恥ずかしい、 がっかり
8	こんなに辛いなら死んだほうがいい。ただ、家族に迷惑をかけたくありません。	悲しい、怒り、寂しい、空しい 嬉しい、不安、恥ずかしい、 がっかり
9	明日は久しぶりの外出です。友人に会います。	悲しい、怒り、寂しい、空しい 嬉しい、不安、恥ずかしい、 がっかり
10	働こうと思っているんだけどなかなかね。自分に合う仕事があるかどうか。	悲しい、怒り、寂しい、空しい 嬉しい、不安、恥ずかしい、 がっかり

図 3-11　言語的コミュニケーションのエクササイズ（患者編）

	状　況	感　情
1	担当患者さんについて相談してもよいですか。うまくコミュニケーションがとれなくて、私が悪いのかもしれません。	悲しい、怒り、寂しい、空しい嬉しい、不安、恥ずかしい、がっかり
2	今日も残業だ。今日は早く帰りたかったのに。	悲しい、怒り、寂しい、空しい嬉しい、不安、恥ずかしい、がっかり
3	処置を一緒に手伝ってもらえますか。初めてなので、一人でうまくできるかどうか。	悲しい、怒り、寂しい、空しい嬉しい、不安、恥ずかしい、がっかり
4	さっき上司に怒られました。みんながいる前で怒られるなんて・・・	悲しい、怒り、寂しい、空しい嬉しい、不安、恥ずかしい、がっかり
5	ケアプランをいろいろ考えて患者さんに話したのですが、あまりよい反応をもらえませんでした。	悲しい、怒り、寂しい、空しい嬉しい、不安、恥ずかしい、がっかり
6	今日ミーティングをしようと事前にみんなで決めていたのに、人の集まりが悪いね。	悲しい、怒り、寂しい、空しい嬉しい、不安、恥ずかしい、がっかり
7	これまでの支援は何だったのか。同僚も上司も理解してくれない。	悲しい、怒り、寂しい、空しい嬉しい、不安、恥ずかしい、がっかり
8	退院した患者さんが、元気そうに遊びに来てくれました。	悲しい、怒り、寂しい、空しい嬉しい、不安、恥ずかしい、がっかり
9	数時間前にオーダーしたのに、まだできていないなんて。どれだけ待たせるの。	悲しい、怒り、寂しい、空しい嬉しい、不安、恥ずかしい、がっかり
10	いろいろ丸投げで嫌になっちゃう。自分では一切何もしないで、全部こっちにきますからね。	悲しい、怒り、寂しい、空しい嬉しい、不安、恥ずかしい、がっかり

図 3-12　言語的コミュニケーションのエクササイズ（職員編）

くとよいだろう。こころの世界は他人には見えないため、相手の感情を100%完璧に捉えることではない。また、人は感情をいくつか同時に抱えていることが多い。したがって、相手の状況や言動からある程度あてはまる感情を推測できればよい。ここでのエクササイズにおいても、複数考えられるものがあれば、○で囲むとよいだろう。

非言語的コミュニケーションに関するスキルアップ

みなさんもご存知の通り、コミュニケーションは言葉だけではない。「目は口ほどにものを言う」という諺があるように、言葉以外の表現は、時に言葉そのもの以上にメッセージ性が強かったりする。非言語的表現方法とは、視線や表情、しぐさ、タッチなどたくさんある。例えば、「怒っていないよ」と言葉では言うものの鬼の様な形相だったなら、実際は怒っていると捉えるだろう。「頑張ったね」「お疲れさま」という言葉を穏やかな表情で言われたら、言葉だけを聞く以上に癒される気分になるだろう。

日本人は、感情を察して欲しいと思うことが少なくない。しかし、患者やスタッフとの円滑なコミュニケーションを行うときには、言葉の内容と非言語的な表現方法は一致するよう努めた方が、誤解や混乱が少なくてよいだろう。また、医療者の中の一部の職種は、患者との身体的接触が多いため、接触する際に非言語的メッセージを意識したり工夫したりすることで、より効果的なケアを行うことができるだろう。

こうしたコミュニケーションに関するエクササイズに興味を持たれた方は、ワークショップが行われていたり、書籍が出版されているので、ぜひ参考にしてもらいたい。ここでは、オススメの書籍をいくつか挙げておく。

6　おわりに

本章では、医療者の抱えるこころの不調について概説し、その対処のきっかけとして、セルフモニタリングについて示した。医療者の置かれている状況に気づき、そして自分自身のケアやスタッフ同士のケアに役立ててほしい。また、職場でのコミュニケーションは患者に対する質の高いケアを提供することや、円滑に仕事を遂行するためにも重要なスキルである。また、ストレスとなりうる人間関係の問題の解消にも役立つ。コミュニケーションは基本的なスキルを身につけることで上達するものである。コミュニケーションが苦手と感じている人は、スキルアップの可能性があることを知り、ご自身のコミュニケーションについても見直すきっかけとしてほしい。

引用・参考文献

（1）Patricia A. Resick & Monica Schnicke:Cognitive Processing Therapy for Rape Victims:A Treatment Manual, SAGE Publications, Inc, 1993
（2）厚生労働省：労働者健康状況調査．2012
（3）公益法人介護労働安定センター：平成26年度介護労働実態調査結果について．2015
（4）日本看護協会：新卒看護職員の早期離職等実態調査．2004
（5）厚生労働省：看護職員就業状況等実態調査結果．2011
（6）B.L.Fredrickson, R.A.Mancuso, C.Branigan, & M.M. Tugade : The Undoing Effect of Positive Emotions,in Motivation and Emotion, 2000. 24, 237-258.
（7）Kevin M. Laska, Alan S. Gurman, Bruce E. Wampold: Expanding the Lens of Evidence-Baced Practice in Psychotherapy: A Common Factors Perspective: Psychotherapy, 2014, 51, 4, 467-481.
（8）Kevin M. Laska, Tracey L. Smith , Andrew P. Wislocki and Takuya Minami, Bruce E. Wampold : Uniformity of Evidence-Based Treatments in Practice? Therapist Effects in the Delivery of Cognitive Processing Therapy for PTSD : Journal of Counseling Psychology, 2013. 60, 1, 31-41.
（9）Stefan G. Hofmann, David H. Barlow : Evidence-Based Psychological Interventions and the Common Factors Approach: The Beginnings of a Rapprochement? : Psychotherapy, 2014
（10）堀越勝：ケアする人の対話スキル ABCD. 日本看護協会出版会．2015

参考図書

言語的コミュニケーションに関する書籍

- 堀越勝：ケアする人の対話スキルABCD．株式会社日本看護協会，2015
- 堀越勝：感情のみかた．いきいき，2015
- Winston A et al．大野裕　他監訳：動画で学ぶ　支持的精神療法入門．医学書院　2015

非言語的コミュニケーションに関する書籍

- 星野欣生：人間関係トレーニング．金子書房，2002
- 星野欣生：職場の人間関係づくりトレーニング．金子書房，2007
- 今村光章：アイスブレイク入門．解放出版社，2009

おわりに

今日は、珍しく東京にも雪が積もり、あたり一面が白く、地元の札幌を思い出させてくれる。

今回の執筆では、札幌で看護師として働いていたことを思い返していた。さらに遡ると、看護学生の時に最後の事例検討で選んだのは、大腿骨骨折の術後にせん妄を起こした女性だったことも思い出した。この時から、こころと身体の関連の深さに興味を持っていたのだと思う。また、看護師としての臨床では迷うことばかりであった。ただただ、がむしゃらに前だけをみていたので、客観的に俯瞰して自分自身や物事を顧みることも出来ず、何か新しい視点を取り入れなければと焦っていたように思う。

現在は、大学の通信教育部で教育に携わっているが、学生は社会人が大半を占めている。仕事をしながら自分の専門領域以外のことを新たに学ぶということは、いつも以上にエネルギーを使うので億劫になりがちだと思うが、社会人学生の学びに対する真摯な姿勢には心を打たれる。

これまでの経験と現在の状況から、医療に携わる方々の多忙な毎日でも、少しでも学びやすく、臨床に活かせるエッセンスを届けたいと考え、医療心理学の入門書を執筆するに至った。私の一方的な想いが先行しているが、本書を手にとってくださったみなさんの臨床活動に少しでも役立てばこれ以上嬉しいことはない。

執筆メンバーとは、編者の前所属である国立精神・神経医療研究センターに在籍もしくはこれまで籍をおいていたという縁でつながっている。臨床心理士という職業の共通点はあるが、これまでのキャリアも現在の活動領域も異なる。しかし、それぞれが臨床と関連深い領域で活動を続けているからそこ、このテーマで執筆が可能だったと思う。医療という領域に対して各自の接点から各章を担当してもらった。急な依頼であったにもかかわらず快く引き受けてくれた執筆メンバーに感謝している。

熱い想いはあったものの、初めての作業でなかなか執筆と編集がすすまずに時間を過ごした。この書籍の執筆に至るご縁をくださった武蔵野大学通信教育部の佐藤裕之先生、いつも励ましてくれた矢澤美香子先生、そして温かく見守ってくださった編集担当の中村奈々氏には、こころから感謝している。また、本書の刊行をお引き受け下さった金剛出版の立石正信氏に心からお礼を申し上げる。

二〇一六年　雪の日に

野口　普子

■編著者

野口　普子（第1部　Ⅰ，Ⅲ）

武蔵野大学通信教育部専任講師

国立西札幌病院附属看護学校卒業後，看護師資格を取得。看護師の臨床経験を経て，臨床心理学に興味を持ち武蔵野大学の門をたたく。学部，修士，博士課程を同大学で修了したのち，国立精神・神経医療研究センター精神保健研究所および同センターのトランスレーショナル・メディカルセンターにて研究員として交通事故や身体外傷，心筋梗塞後のメンタルヘルスに関する研究活動に従事。臨床心理士。

■分担執筆者

新明　一星（第1部　Ⅱ，Ⅳ）

国立精神・神経医療研究センター　認知行動療法センター

駿河台大学大学院臨床心理研究科修士課程，山梨大学医学工学総合教育部博士課程を修了。国立精神・神経医療研究センター・認知行動療法センターにて，強迫性障害に対する曝露妨害反応法，パーキンソン病のうつに対する認知行動療法の治療プログラム開発と臨床研究に従事している。臨床心理士。

大江　悠樹（第2部　Ⅰ）

国立精神・神経医療研究センター　認知行動療法センター

筑波大学にて学士・修士を取得後，国立精神・神経医療研究センター精神保健研究所にて過敏性腸症候群（ＩＢＳ）に対する認知行動療法の研究を始める。現在は同センターの認知行動療法センターにて，主に身体的な問題に対する心理学的介入法の研究に従事している。臨床心理士。

現在，筑波大学大学院人間総合科学研究科三年制博士課程在学中。

藤森　麻衣子（第2部　Ⅱ）

国立精神・神経医療研究センター精神保健研究所自殺予防総合対策センター
早稲田大学大学院人間科学研究科博士後期課程時に、現、国立がん研究センター東病院先端医療開発センター精神腫瘍学開発分野にて研究に従事。同研究部リサーチレジデント、日本学術振興会特別研究員（国立がん研究センター、シカゴ大学、メモリアルスローンケタリングがんセンター）、ＥＲＡＴＯ岡ノ谷情動情報プロジェクト博士研究員、国立がん研究センター中央病院心理療法士を経て、現職。臨床心理士。

成澤　知美（第2部　Ⅲ）

国立精神・神経医療研究センター認知行動療法センター／公益社団法人被害者支援都民センター
大阪大学大学院人間科学研究科博士前期課程修了、博士後期課程単位取得後退学。国立精神・神経医療研究センター精神保健研究所研究員として被害者への心理・社会的支援に関する研究活動に従事後、現職。被害者支援センターにおける被害者支援臨床、認知行動療法センターにおけるＰＴＳＤに対する認知処理療法の治療研究に従事している。臨床心理士。

鶴田　信子（第2部　Ⅲ）

公益社団法人 被害者支援都民センター
東京医科歯科大学難治疾患研究所にて、日本人におけるＰＥ療法の治療研究を経て、犯罪被害者等の精神的支援の臨床実践に携わり、ＰＥ療法の公認セラピスト兼スーパーバイザー。臨床心理士。

吉田　航（第2部　Ⅳ）

厚生労働省委託事業　ＤＰＡＴ事務局

岡山大学大学院教育学研究科修士課程修了。岡山大学大学院で臨床心理学、岡山県精神科医療センターで精神科医療の基礎を学ぶ。平成二五年より国立精神・神経医療研究センター、平成二七より厚生労働省委託事業ＤＰＡＴ事務局にてＤＰＡＴの体制整備、被災地域での支援活動に従事。臨床心理士。

牧野　みゆき（第3部）

国立精神・神経医療研究センター認知行動療法センター

静岡県立大学短期大学第一看護学科卒業後、看護師として大学病院および同センター病院勤務。武蔵野大学大学院人間科学部修士課程修了。現職にて、認知行動療法に関する研究や臨床に従事。臨床心理士。

浪久　悠（第3部）

国立精神・神経医療研究センター精神リハビリテーション部

精神科の作業療法士として、主に統合失調症、気分障害、てんかんのリハビリテーションを担当。併せて地域精神科モデル医療センター（精神科デイケア）にてアウトリーチ活動（訪問看護）や就労支援などに従事。

看護師《かんごし》・コメディカルのための

医療心理学入門《いりょうしんりがくにゅうもん》

2016年2月29日　発行
2022年2月10日　3刷

編　著　野口　普子

発行者　立石　正信

発行所　株式会社　金剛出版
〒112-0005　東京都文京区水道1-5-16
電話03-3815-6661　振替00120-6-34848

印　刷　音羽印刷株式会社
装　丁　本間公俊・北村　仁
本文組版　音羽印刷株式会社

ISBN978-4-7724-1482-1　C3011